Les enfants sacrifiés
du Covid

Des mêmes auteurs

Autopsie d'un confinement aveugle, Fauves Éditions, 2020.
Hystérie vaccinale. Vaccin Gardasil et cancer : un paradoxe, Fauves Éditions, 2018.
Médicaments anti-cancer peu efficaces, souvent toxiques et hors de prix, Michalon, 2017.
Soigner ou obéir, Fauves Éditions, 2016.
Cancer, les bonnes questions à poser à votre médecin, Michalon, 2016.

9, rue de l'École-Polytechnique – 75005 Paris
www.fauves-editions.fr
ISBN : 979-10-302-0400-1

Nicole et Gérard Delépine

Les enfants sacrifiés du Covid

Isolement, masques et vaccins

FAUVES
ÉDITIONS

Prologue

Les enfants sacrifiés de la mascarade Covid

Depuis bientôt deux ans, le monde est soumis à une tentative coordonnée et brutale de transformer la société humaine occidentale en une réplique de la société chinoise imposant un contrôle social fondé sur l'obéissance au sein d'un totalitarisme revendiqué.

La propagande Covid instillant la peur a permis de soumettre les masses populaires par le matraquage quotidien d'un message unique et omniprésent sur tous les médias : « *Le virus est dangereux et risque de vous tuer, le contact des autres vous met en danger* ». L'unicité du message a engendré l'hypnose de la majorité des gens et conduit à la situation catastrophique d'aujourd'hui avec dislocation des rapports humains, y compris familiaux.

Les enfants, qui n'ont rien à craindre du virus, sont pourtant les premières victimes de ce scénario tragique, à travers toutes les mesures liberticides prétendument sanitaires successives qui se sont empilées. Nous étudierons ici préférentiellement les conséquences de ces mesures sur les enfants et adolescents.

Introduction

Le massacre des innocents

Depuis près de 21 mois, de très nombreuses publications françaises et internationales[1] démontrent que les enfants (non gravement malades par cancers, immunodépression, etc.) sont innocents du Covid, à risque zéro d'en mourir, et de surcroit ne transmettent pas le virus SARS-CoV-2, ni aux autres enfants, ni aux adultes.

Ce petit livre ne peut résumer les nombreuses démonstrations publiées depuis mars 2020 à ce sujet suppliant déjà le président de ne pas fermer les écoles et/ ou de les ré-ouvrir vite, par de multiples auteurs, dont nous-mêmes.

Mais il est bien vite apparu que l'objectif de la « plandémie » mise au point par quelques milliardaires au forum de Davos, annoncé et répété par l'évènement Event

1. Plus de 19 000 sur PubMed fin novembre 2021, banque de données du NCI.

201[2] et mis en œuvre par la majorité des 194 pays signataires du conseil mondial de l'OMS[3], n'était pas médical, mais politique. Les enfants, notre avenir, en sont les victimes innocentes, engendrant de nombreux troubles immédiats et probablement à long terme. C'est la première fois que l'on voit des enfants de neuf ans et moins se suicider, démonstration d'une société devenue folle et profondément malade. Et le massacre se poursuit.

Après le confinement, les mesures inutiles de distanciation à l'école, l'obligation de port de masques inefficaces et toxiques encore à l'heure actuelle. Alors que l'épidémie est terminée[4] et que les gouvernants tentent de prolonger la panique avec le petit variant Omicron que ses découvreurs affirment très bénin, l'épouvantable propagande pour imposer, extorquer aux familles le consentement pour une injection génique expérimentale dont ils ne savent rien, se répand comme une ignominie supplémentaire contre les petits.

Les adolescents, poussés à l'injection sans le consentement de leurs parents dès 16 ans, et pour les plus jeunes avec seulement celui d'un parent, ont déjà cédé au chantage pour pouvoir continuer à sortir, danser ou boire une bière avec les copains sans entrave. On leur disait que ce pseudo vaccin était inoffensif et qu'il fallait « faire confiance à la science ». Laquelle ? A la véritable science

2. Simulation de pandémie réalisée en octobre 2019 par le forum de Davos, la fondation Bill Gates à New York.

3. Le conseil mondial de l'OMS dicte très officiellement la conduite sanitaire des pays signataires dont la France (francesoir.fr)

4. Semaine 47, toujours pas d'épidémie de Covid en France selon le réseau Sentinelles. Vous n'entendrez jamais les médias en parler (nouveau-monde.ca).

qui cultive le doute et progresse grâce aux controverses, ou bien au scientisme des marchands du temple vaccinal qui interdit tout débat démocratique? A la science des vrais docteurs au chevet des malades, diffamés, vilipendés, ou à celle des marchands de tapis qui s'expriment en permanence sur tous les médias, propriétés des milliardaires actionnaires des Big Pharmas producteurs des injections miracles? Les catastrophes s'accumulent déjà, avec les nombreux contre-performances, malaises et décès de grands sportifs que les efforts intenses rendent plus rapidement sensibles aux myocardites et à l'attaque de leurs vaisseaux par la protéine spike que l'injection leur fait fabriquer. Constatant le nombre de myocardites, de nombreux pays comme le Japon stoppent l'injection tragique.

Mais en France, pays du nuage de Tchernobyl stoppé à la frontière, les médias, avec leurs complices médecins aux forts liens d'intérêt avec Big Pharma, ont inventé une nouvelle maladie inconnue qui donnerait des atteintes cardiaques chez les ados. Une coïncidence de plus, comme la nouvelle épidémie de Creutzfeldt-Jakob qu'on ne s'explique pas.

Et comme les dégâts ne sont pas suffisants, on s'apprête à imposer quasiment de force l'injection des petits de 1 à 6 ans, en attendant celles des bébés qui suivra logiquement, si on n'arrête pas cette folie meurtrière. Alors quoi de mieux que de faire croire à un nouveau variant[5] et à une nouvelle vague à la suite de celles qui n'ont ja-

5. « Covid: le médecin qui a découvert le variant Omicron détruit les médias: « vous faites peur aux gens pour rien » » (lecourrier-du-soir.com)

mais existé[6][7], et à la contagion mensongère des adultes par les enfants (comme Karine Lacombe et Jean Castex qui n'hésitent pas à accuser leurs enfants) ?

Nous devons alerter, prévenir, informer les familles de ces petits pour éviter qu'ils ne les sacrifient, hypnotisés par cette propagande mensongère, partout répétée. C'est la cerise empoisonnée sur le gâteau, la pomme rouge de la méchante sorcière, qui nous a conduits à publier cette petite synthèse, espérant toucher ceux qui, par méconnaissance des faits avérés, sont encore sensibles à l'intoxication médiatique. C'est d'abord à eux, premières victimes du système avec leurs enfants ou petits-enfants, que nous dédions ces quelques chapitres. Soyons solidaires et ne nous laissons pas diviser. Ils ont actuellement le pouvoir, mais nous sommes des millions.

---

6. « Quel nom donneriez-vous à des institutions et des médias qui inventent une vague de contaminations chez les enfants pour extorquer un consentement à la vaccination ? » (nouveau-monde.ca)
7. Fausse science, données invalides: Il n'y a pas de « cas Covid-19 confirmé ». Il n'y a pas de pandémie. Mondialisation - Centre de Recherche sur la Mondialisation (Mondialisation.ca, 30 novembre 2021).

1.

L'histoire de la maladie liée au coronavirus SARS-CoV-2 chez l'enfant, et ses particularités

D'abord, y a-t-il eu maladie : quels sont les symptômes, l'évolution et les risques éventuels de l'infection par SARS-CoV-2 chez l'enfant ?[8] *« Nous pensons fortement que les enfants sont les victimes du management du Covid et non de la maladie appelée Covid. »*[9]

L'infection symptomatique au coronavirus SARS-CoV-2 est très rare chez l'enfant

Lors de la première vague en mars 2020, les enfants et adolescents de moins de 19 ans ont représenté seulement

8. Lu X, Zhang L, Du H, Zhang J, Li YY, and al : Chinese Pediatric Novel Coronavirus Study Team. SARS-CoV-2 Infection in Children. N Engl J Med. 2020 Apr 23 ; 382(17):1663-1665. doi : 10.1056 /NEJM c2005073. Epub 2020 Mar 18. PMID : 32187458

9. *We strongly believe that children are the victims of Covid management and not of Covid disease," Ora Paltiel, a professor of epidemiology at the Hebrew University-Hadassah Braun School of Public Health*

1 % des cas anglais[10] et 2 % et des cas de Covid recensés[11] dans le monde. Durant cette période, ils ont été infectés par le contact prolongé avec des membres malades de leur famille, favorisé par le confinement aveugle (mélange des malades et des bien portants). Cette incidence des contaminations infantiles a cependant augmenté au fil des poussées récentes de l'épidémie (et de la grande multiplication des tests chez les jeunes).

Toutes les études sur le sujet soulignent que la susceptibilité d'un enfant à la contamination est largement inférieure à celle des adultes, sans qu'on en ait formellement démontré les raisons (plus faible niveau d'expression du récepteur de l'enzyme de conversion de l'angiotensine (ACE)-2, nécessaire pour la liaison et l'infection du SARS-CoV-2). Meilleure efficacité de leur système immunitaire du fait des antécédents plus fréquents de rhume ?

Chez l'enfant, l'infection par le SARS-CoV-2 se présente habituellement sous forme d'un rhume [12] [13] [14]. Elle est le plus souvent asymptomatique. Les enfants

10. Ladhani SN, Amin-Chowdhury Z, Davies HG, and al. Covid-19 in children : analysis of the first pandemic peak in England. Arch Dis Child. 2020 Dec ; 105(12):1180-1185

11. Wu Z, McGoogan JM. Caractéristiques et enseignements importants de l'épidémie de maladie à coronavirus 2019 (Covid-19) en Chine : résumé d'un rapport de 72 314 cas du Centre chinois de contrôle et de prévention des maladies. JAMA 2020. 24 février.

12. Brodin P. : Why is Covid-19 so mild in children ? Acta Paediatr. 2020 Jun ; 109(6):1082-1083. Epub 2020 Apr 15.

13. Ya-Nan Han : A Comparative-Descriptive Analysis of Clinical Characteristics in 2019-Coronavirus-infected Children and Adults J Med Virol 2020 Apr 6.

14. Zheng F, Liao C, Fan QH, et al : Caractéristiques cliniques des enfants atteints de la maladie à coronavirus 2019 au Hubei, en Chine. Curr Med Sci. 2020 ; 40 : 275-80.

n'éprouvent aucun symptôme, ne sont pas malades, ce sont éventuellement des porteurs sains.

Lorsqu'ils sont cliniquement malades, les symptômes sont habituellement bénins et surviennent après une incubation d'une durée de 3 à 7 jours (moyenne 5 jours)[15]. Le premier signe le plus courant est la fièvre (70 % des malades), la toux (54 %) parfois accompagnée de rhinite (écoulement nasal), de maux de gorge, de maux de tête, parfois d'une perte de l'odorat ou du goût et/ou plus rarement des douleurs musculaires [16] [17].

En cas de signes peu évocateurs, le diagnostic, si nécessaire (ce qui n'est pas habituellement le cas) pourrait être affirmé par la sérologie sanguine, plus significative que les tests PCR dont on connait l'absence de fiabilité sur la nature du virus présent et la variabilité des résultats en fonction du taux d'amplification adopté par le laboratoire.[18] En pratique médicale habituelle, les médecins ne nécessitent pas d'examen complémentaire pour un simple rhume.

Dans une étude de Dong et al[19], dans lequel plus de 2000 enfants de diagnostics suspects ou probables ont

15. Hussin A. Rothana, Siddappa N. Byrareddy : The epidemiology and pathogenesis of coronavirus disease (Covid-19) outbreak Journal of Autoimmunity 109 (2020) 102433

16. Jiatong She Lanqin Liu Wenjun Liu : Covid-19 epidemic : Disease characteristics in children First published : 31 March 2020

17. Yuanyuan Dong, Xi Mo, Yabin Hu, and al Covid-19 epidemic : Disease characteristics in children. journal of medical virology mars 2020, https://doi.org/10.1542/peds.2020-0702

18. « La mystification par le test PCR pour créer le mythe de la pandémie et entretenir la peur », Nouveau Monde (nouveau-monde.ca).

19. Dong Y, Mo X, Hu Y, Qi X, Jiang F, Jiang Z, Tong S. : Épidémiologie du Covid-19 chez les enfants en Chine. 16 mars 2020 ; pii e20200702. doi : 10.1542/peds.2020-070

été inclus, le « Covid-19 » a été cliniquement divisé en 5 groupes symptomatiques : asymptomatiques, légers, modérés, sévères et critiques. 94,1 % des cas se sont révélés asymptomatiques, légers ou modérés et ont guéri en 2 à 3 jours sans traitement. Les cas graves ont été le plus souvent retrouvés dans le groupe d'âge de 0 à 1 an, représentant 0,6 % du total des cas.

Pour un enfant sain, dépourvu de comorbidités liées à une autre maladie, le Covid-19 est moins grave que la grippe banale[20]. Une hospitalisation est exceptionnellement nécessaire.

Le syndrome inflammatoire multisystémique proche du Kawasaki

Les marchands de peur tenant à mêler les enfants à la pandémie Covid se sont focalisés un moment sur un syndrome inflammatoire **très rare**, survenant quelques semaines après le pic épidémique, chez l'enfant à la suite d'une épidémie de viroses comme la grippe, et non spécifique dans sa présentation à la suite de la vague de mars 2020.

Appelé PIMS Covid[21], syndrome inflammatoire multisystémique pédiatrique ou MIS-C [22], il touche des bébés, enfants et adolescents, dont certains contaminés par le SARS-CoV-2.

---

20. Jonas F Ludvigsson : « L'examen systématique du Covid-19 chez les enfants montre des cas plus légers et un meilleur pronostic que les adultes » Acta Paediatr, 23 mars 2020.
21. Surveillance des cas de syndrome inflammatoire multisystémique pédiatrique (PIMS ou MIS-C). Bilan au 25 novembre 2021.
22. « Multisystem Inflammatory Syndrome in Children » (MIS-C). (Définition OMS.)

Le syndrome inflammatoire multisystémique pédiatrique présente des caractéristiques proches de la maladie de Kawasaki[23], il a touché des milliers d'enfants, d'adolescents et de jeunes adultes à travers le monde depuis l'alerte lancée par le *National Health Service* du Royaume-Uni fin avril 2020, en général plus d'un mois après le pic épidémique de la virose (chiffre faible étant donné les millions de contaminés au monde).

En **France**, 781 cas de PIMS ont été signalés par les pédiatres à Santé Publique France entre le 2 mars 2020 et le 21 novembre 2021. Pour 702, le lien avec un Covid-19 était possible, probable ou confirmé. Avoir fait un PIMS est **une contre-indication à la vaccination contre le Covid selon la Direction générale de la Santé en juin 2021.**

Sur ces 781 cas dont 702 en lien possible avec le coronavirus SARS-CoV-2, 498 cas étaient associés à une myocardite (71 %), séjour en réanimation nécessaire pour 318 enfants (41 %), en soins critiques pour 199 (25 %). Un enfant âgé de 9 ans est décédé dans un tableau de myocardite.

Le PIMS est soupçonné être provoqué par une réponse anormale du système immunitaire à un agent infectieux, encore inconnu. Il survient généralement tardivement

23. Le syndrome de Kawasaki est une vascularite post virale, de présentation identique à ce PIMS, dans 80 % des cas chez des enfants d'âge inférieur à 5 ans, avec prédilection pour ceux d'origine asiatique, s'accompagne le plus souvent d'une thrombocytose et dans 25 % d'anévrismes coronariens en rapport avec une vascularite diffuse des artères de moyen calibre et parfois dysfonctionnement myocardique. Ce dernier est plus fréquent dans le PIMS, dont la lymphopénie est plus marquée avec thrombopénie.

après l'infection par le SRAS-CoV-2, une fois que l'anticorps s'est développé, des réponses immunitaires adaptatives cellulaires ou humorales aberrantes peuvent être impliquées. Le pronostic global est « bon avec une absence de complications à court terme malgré des interventions fréquentes en soins intensifs ».

Les signes les plus fréquents de ce syndrome inflammatoire sont une fièvre élevée (39- 40° C), 3 ou 4 jours avec altération de l'état général : apathie, asthénie extrême, perte d'appétit, frissons, pâleur, douleurs diffuses, marbrures.

Des signes digestifs très fréquents : douleurs abdominales, diarrhée, nausées, vomissements, syndrome pseudo-appendiculaire (le plus souvent, l'abdomen est souple à la palpation).

Plus rarement, signes de choc : pâleur, polypnée, tachycardie, pouls filant, hépatomégalie, temps de recoloration cutanée allongé, instabilité tensionnelle ou hypotension, signes cutanéomuqueux : injection conjonctivale, éruption maculo-papuleuse, prurit, œdème et rougeur des extrémités, lèvres sèches et fissurées (chéilite), glossite ; signes neurologiques ou respiratoires : irritabilité, céphalées, confusion ; signes respiratoires : polypnée, voire conjonctivite bilatérale non purulente, atteinte des extrémités.

Le traitement de base du PIMS repose sur des corticostéroïdes (77 %) et des immunoglobulines intraveineuses comme dans le Kawasaki classique.

Rappelons que ce syndrome inflammatoire à distance d'une épidémie de virose est non spécifique, rare et d'évolution très largement favorable. Il est important de rassurer la population atteinte par une propagande terrible au printemps 2020, durant quelques semaines, via ce syndrome et les dangers potentiels pour l'enfant.

Bénignité du Covid infantile

Aux **États-Unis,** une étude du CDC[24] de juillet 2021 confirme cette bénignité du Covid infantile en rapportant que le taux d'hospitalisation pour Covid était de 8 pour 100 000 enfants vs. 164 pour 100 000 adultes.

Sur les 1391 enfants évalués et testés pour le SRAS-CoV-2 à l'hôpital pour enfants de **Wuhan,** seuls 12,3 % étaient positifs, dont seulement trois enfants (1,8 %) ont dû être admis en unité de soins intensifs[25](pour vrai Covid ou comorbidité ?).

La très grande majorité des cas pédiatriques n'ont pas nécessité d'hospitalisation[26] [27], et ceux admis en soins in-

24. CDC Hospitalizations Associated with Covid-19 Among Children and Adolescents — Covid-NET, 14 States, March 1, 2020–August 14, 2021
25. Lu X., Zhang L., Du H. Infection au SRAS-CoV-2 chez les enfants. N Engl J Med. 2020 ; 382 : 1663–1665.
26. Garg S., Kim L., Whitaker M. « Taux d'hospitalisation et caractéristiques des patients hospitalisés pour une maladie à coronavirus confirmée en laboratoire 2019 » Covid-NET, 14 États, 1-30 mars 2020.
27. Pathak EB, Salemi JL, Sobers N. « Covid-19 chez les enfants aux États-Unis : admissions en soins intensifs, estimation du nombre total de personnes infectées et nombre prévu de cas pédiatriques graves en 2020 », J Public Health Manag Pract. 2020 ; 26 : 325-333

tensifs avaient le plus souvent des comorbidités et des antécédents médicaux complexes[28].

En **Angleterre**, d'après les données de Santé Publique England[29] durant la première année de l'épidémie (février 2020 - février 2021) seulement 5830 enfants de moins de 18 ans ont été hospitalisés avec le virus, dont 251 traités en soins intensifs. 25 sont morts avec le Covid[30] (pour la plupart souffrant au préalable de lourdes comorbidités). Ce qui équivaut à un taux de mortalité de 2 pour un million.

En **Italie[31],** une cohorte de 100 enfants italiens de moins de 18 ans atteints de Covid-19 confirmés par tests PCR ont été évalués dans 17 services d'urgence pédiatrique. L'étude ne rapporte que 1 % de cas ayant nécessité un séjour en réanimation (tous les patients présentaient des affections associées) et aucun décès.

En **Ecosse,** moins de 1 % des enfants sans comorbidité souffrant de Covid-19 ont dû être hospitalisés[32]. Les enfants malades ont eu très exceptionnellement besoin de

28. Shekerdemian LS, Mahmood NR, Wolfe KK « Caractéristiques et résultats des enfants infectés par la maladie à coronavirus 2019 (Covid-19) admis dans les unités de soins intensifs pédiatriques des États-Unis et du Canada », JAMA Pédiatrie, 11 mai 2020.

29. BBC News "Covid: Children's extremely low risk confirmed by study" (9/7/21) https://www.bbc.com/news/health-57766717

30. Sur les 128 301 personnes décédées dans les 28 jours suivant un test de coronavirus positif recensés en novembre 2021 depuis le début de la pandémie.

31. Niccolò Parri et al: « Enfants atteints de Covid-19 dans les services d'urgence pédiatriques en Italie » N Engl J Med, 1er mai 2020

32. Ting Shi "Risk of Covid-19 hospital admission among children aged 5–17 years with asthma in Scotland: a national incident study" Lancet Respir Med 2021Published OnlineNovember 30, 2021 https://doi.org/10.1016/ S2213-2600(21)00491-4

soins intensifs ; ils ont occupé en moyenne moins de 1 % des lits de réanimation pour Covid.

En Allemagne[33], sur environ 10 millions d'enfants et d'adolescents en âge scolaire, environ 1,5 million ont été infectés par le SARS-Cov-2 entre mars 2020 et mai 2021 et **pas un seul enfant en bonne santé n'est mort du Covid au cours des 15 premiers mois de l'épidémie.** Pas un seul. Même en incluant les enfants et les adolescents présentant des maladies préexistantes, seuls six enfants de cette tranche d'âge sont morts.

En **France**, lors d'un point presse du 2 juillet 2021, Santé Publique France a déclaré qu'à la mi-juin 2021, après 16 mois d'épidémie, elle recensait « *13 décès d'enfants* ». Mais D. Lévy-Bruhl, épidémiologiste de la Société de Pédiatrie Française, a précisé [34] : « *Il n'y avait qu'un seul enfant pour lequel le décès était survenu dans un contexte où la seule cause possible était le Covid-19. Pour les autres enfants, soit ils avaient des facteurs de risque, soit le décès est survenu dans un contexte où plusieurs éléments ont pu contribuer à l'issue fatale et en particulier des infections sévères, parmi lesquelles on a retrouvé le SARS-CoV-2.* »

33. https://www.medrxiv.org/content/10.1101/2021.11.30.21267048v1.full.pdf)
34. https://www.liberation.fr/checknews/combien-de-moins-de-18-ans-sans-comorbidite-sont-morts-du-Covid-19-20210702

Données combinées internationales

Le Covid-19 tue très exceptionnellement les enfants, environ trois fois moins que la grippe, contre laquelle de nombreux enfants sont déjà vaccinés.

Les données acquises dans le monde entier démontrent définitivement que les enfants sains courent un risque extrêmement minime et ne devraient pas être irrationnellement terrifiés par la pandémie.

Les parents doivent pouvoir prendre des décisions sur la vaccination en toute connaissance de cause, et tout particulièrement de cette absence de risque chez l'enfant sain. Le coronavirus est débonnaire pour les enfants et beaucoup moins destructeur que les mesures gouvernementales tortionnaires qui leur sont appliquées dans de trop nombreux pays sans aucune justification scientifique.

Comme l'enfant sain ne risque rien du Covid, il ne peut espérer aucun bénéfice personnel de la pseudo vaccination Covid. Aussi, les marchands de vaccin et leurs mercenaires ont instrumentalisé le bon cœur des enfants et de leurs parents en prétendant qu'il faudrait qu'ils se vaccinent « *pour protéger papy et mamie* », propagande mensongère puisque les enfants ne sont pas des contaminateurs et que les pseudo vaccins actuels ne protègent pas de la transmission, comme nous le verrons dans le chapitre suivant.

2.

Les enfants sont innocents du Covid

L'enfant ne participe qu'infiniment peu, ou pas, à la transmission du Covid

Pour élargir leur marché et pousser à la vaccination des enfants qui ne peuvent en espérer aucun bénéfice, les marchands de vaccins et leurs complices prétendent que l'enfant est facteur de transmission de la maladie et instrumentalisent l'amour des enfants pour leurs grands-parents. « *Vaccinez-vous pour ne pas risquer de contaminer papy et mamie* ». Ils n'ont pas hésité à les effrayer en montrant à la télé une fiction montrant une grand-mère dans un lit de réanimation « *parce que son petit-fils lui a rendu visite une semaine auparavant sans être vacciné* ».

Pour accréditer cette fable, certains propagandistes des pseudo vaccins (comme Karine Lacombe ou Jean Castex), ont même accusé publiquement leurs enfants d'être à l'origine de leur maladie pour ne pas reconnaitre que la vraie responsable est l'inefficacité des injections qu'ils avaient reçues. Comment ont-ils pu instrumentaliser et jeter en pâture leurs propres enfants et comment ceux-ci le vivront-ils à l'école ou plus tard au travail ? Les Français n'auraient pas dû être dupes, d'autant que les jours précédents, on avait vu sur toutes les télévisions le Premier ministre serrer de nombreuses mains, et participer à des fêtes sans mesures barrière.

Propagande doublement mensongère car l'enfant ne constitue pas un vecteur de contamination significatif, et qu'en plus, les pseudo vaccins anti-Covid sont incapables de protéger des contaminations. Le ministre de la Santé ou le président du conseil scientifique le répètent régulièrement.

L'enfant est habituellement contaminé par ses parents avec lesquels il vit

Au début de l'épidémie, les chaînes de contamination étaient beaucoup plus faciles à analyser car l'incidence du virus dans la population était faible, minorant le risque d'un contact infectieux méconnu. Pour cette raison, nous avons focalisé nos recherches sur les enquêtes épidémiologiques des premiers mois de l'épidémie, beaucoup plus probantes que les tentatives d'analyses tardives lorsque l'incidence de la maladie était élevée.

L'origine familiale de la contamination des enfants est retrouvée dans la quasi-totalité des cas. La transmission se fait essentiellement par voie aérienne dans des locaux petits et peu aérés, mais peut aussi passer par le contact de surfaces contaminées, en particulier chambres et salles de bain partagées par les membres d'une même famille lors de l'isolement à domicile d'un malade[35][36].

En **Corée**, le premier cas pédiatrique, une fillette de 10 ans vivait avec sa mère et son oncle porteurs du Covid-19[37]. Un enfant de 4 ans était en contact avec un enseignant de garderie infecté. Un nourrisson de 45 jours et un de 4 semaines étaient chacun en contact avec un membre de la famille porteur de virus.

À **Singapour**[38] au 11 mars 2020, 167 patients avaient un Covid-19 confirmé, dont 6 (3,6 %) étaient des enfants âgés de moins de 17 ans. Tous ces cas sporadiques impliquaient une exposition à un membre de la famille ou un contact proche infecté.

Ya-Nan Han[39] recherchant l'origine de l'infection chez 7 enfants retrouve à chaque fois le contact avec des membres de la famille infectés : « *All children were family*

---

35. Ong SWX et al : Transmission modes of severe acute respiratory syndrome coronavirus 2 and implications on infection control : a review. Singapore Med J. 2020 Jul 30. doi : 10.11622/smedj.2020114
36. Hu X et al : The distribution of SARS-CoV-2 contamination on the environmental surfaces during incubation period of Covid-19 patients. Ecotoxicol Environ Saf. 2021 Jan 15 ; 208 : 111438
37. Ji Young Park : First Pediatric Case of Coronavirus Disease 2019 in Korea J Korean Med Sci. 2020 Mar 23 ; 35(11)
38. Agence gouvernementale de Singapour. Covid-19 : cas à Singapour. Singapour, Agence gouvernementale de Singapour. 2020 ; [cité le 12 mars 2020. https://www.gov.sg/article/Covid-19-cases-in-singapore
39. Ya-Nan Han et al : A Comparative-Descriptive Analysis of Clinical Characteristics in 2019-Coronavirus-infected Children and Adults Pediatrics April 2020

clusters ». LiangSua[40] retrouve une contamination d'origine familiale chez les 9 enfants infectés au Covid-19 qu'il a examinés. Haiyan Qiu[41] remarque que 32 des 36 enfants infectés (89 %) l'avaient été par des contacts familiaux. Madewell ZJ[42] dans sa métanalyse de 54 études regroupant 77758 patients conclut : « *Les environnements intérieurs surpeuplés, tels que les ménages, sont des environnements à haut risque pour la transmission du coronavirus 2 du syndrome respiratoire aigu sévère (SARS-CoV-2). Etant donné que les personnes suspectées ou confirmées d'infection sont référées pour être isolées à domicile, les ménages continueront d'être un lieu important de transmission du SARS-CoV-2.* »

La contamination quasi exclusive des enfants par des contacts familiaux suggère que l'activité scolaire, diminuant le temps passé à domicile, est ainsi susceptible de diminuer le risque de contamination des enfants.

40. LiangSua : "The different clinical characteristics of corona virus disease cases between children and their families in China – the character of children with Covid-19" Emerging Microbes & Infections 2020, VOL. 9
41. Haiyan Qiu : "Clinical and epidemiological features of 36 children with coronavirus disease 2019 (Covid-19) in Zhejiang, China : an observational cohort study" Lancet Infect Dis. 2020 25 mars ; S1473-3099 (20) 30198-5.
42. Madewell ZJ et al : "Household Transmission of SARS-CoV-2 : A Systematic Review and Meta-analysis". JAMA Netw Open. 2020 Dec 1 ; 3(12):e2031756. doi : 10.1001/jamanetworkopen.2020.31756. PMID : 33315116 ; PMCID : PMC7737089.

Les enfants ne contaminent pas les autres, ni adultes, ni enfants !

Au 3 décembre 2021, la recherche sur PubMed[43] avec les items *children, Covid-19, transmission* fait apparaître une liste de près de 2800 articles, qui tous démontrent l'extrême rareté de la transmission du SARS-Cov2 par les enfants.

Quelques articles, écrits par des auteurs très liés aux fabricants de vaccins ou aux organismes responsables des campagnes de vaccinations et très volontiers repris par les médias, accusent les enfants d'être responsables de la propagation de l'infection, sans jamais présenter de faits avérés. Il s'agit le plus souvent de virologues ou de mathématiciens qui ne traitent pas de patients vrais, réels, et se basent sur des résultats de laboratoires ou des simulations fausses pour **suggérer** que les enfants **pourraient** contaminer autrui. Leurs conclusions, le plus souvent prudemment écrites au conditionnel, sont diffusées à l'indicatif et présentées comme des preuves par les médias pour amplifier la peur.

Revenons au monde réel.

Après 20 mois d'épidémie et plus de 262 millions d'infectés comptabilisés par l'OMS, seuls quelques cas certains de transmission du virus par un enfant infecté ont pu être formellement démontrés.

Plus de 20 études épidémiologiques dans une dizaine de pays ont recherché opiniâtrement des contaminations à partir d'enfants de moins de 18 ans : aucune

43. https://pubmed.ncbi.nlm.nih.gov

n'a pu mettre en évidence un seul exemple réellement probant.

L'étude de l'Inserm[44] est très démonstrative. L'enfant des Contamines, premier cas infantile français, infecté par un adulte revenant de Singapour, a été en contact, alors qu'il était malade, avec 172 personnes dont 112 élèves et professeurs dans trois écoles et un ski-club. Il n'a contaminé personne, même pas les deux autres enfants de sa fratrie.

L'étude de l'institut Pasteur[45] a porté sur 1340 personnes, dont 139 infectées (81 adultes et 58 enfants). Parmi 510 enfants, ils en ont identifié trois qui étaient infectés au moment où les écoles étaient encore ouvertes. Aucun de ces trois enfants n'a contaminé quiconque, qu'il s'agisse d'autres élèves ou d'adultes.

L'étude Coville[46]**, du groupe Activ** (Association clinique et thérapeutique infantile du Val-de-Marne) dirigé par le professeur Robert Cohen, vice-président de la Société française de pédiatrie, a porté sur 605 enfants, de la naissance à l'âge de 15 ans, conclut : *« Sans histoire de Covid parental, l'enfant n'a rien. »*

44. Danis K et al. : "Cluster of coronavirus disease 2019 (Covid-19) in the French Alps, 2020". Clinical Infectious Diseases. 2020
45. Arnaud Fontanet et al : "SARS-CoV-2 infection in primary schools in northern France : A retrospective cohort study in an area of high transmission" medRxiv preprint doi : https://doi.org/10.1101/2020.06.25.2014017
46. Cohen R et col : "Assessment of SARS-CoV-2 infection by Reverse transcription-PCR and serology in the Paris area : a cross-sectional study" BMJ Paediatr Open. 2020 Dec 29; 4(1):e000887. doi: 10.1136/bmjpo-2020-000887. PMID : 33665371 ; PMCID : PMC7778737.

Aux **Pays-Bas**[47], une étude des ménages a rapporté des données sur 116 enfants de 1 à 16 ans ; les résultats préliminaires ont montré que rien n'indique que des enfants de moins de 12 ans aient été les premiers infectés de la famille.

L'Institut national de la Santé publique et de l'environnement[48], analysant les données de la recherche des sources et des contacts, a également confirmé la très, très faible transmissibilité chez les enfants de moins de 18 ans (0/43, 0 %) par rapport aux personnes >18 ans (55/566, 8,3 %).

En **Irlande**[49], aucun cas de contamination n'a été détecté parmi les 924 enfants et 101 adultes au contact de trois enfants infectés.

En **Angleterre**, les responsables de l'analyse de la première vague de l'épidémie concluent : « *Nos résultats fournissent des preuves supplémentaires contre le rôle des enfants dans l'infection et la transmission du SARS-CoV-2* »[50].

---

47. RIVM, Institut national de la Santé publique et de l'environnement : rapports de patients Covid-19 reçus des services municipaux de santé publique (GGD) aux Pays-Bas.
48. « Les enfants et le Covid-19 », 20 juillet 2020. [cité le 13 août 2020]. https://www.rivm.nl/fr/roman-coronavirus-Covid-19/enfants-et-Covid-19
49. Heavey L, et al. : "No evidence of secondary transmission of Covid-19 from children attending school in Ireland, 2020". Euro Surveillance : bulletin Europeen sur les maladies transmissibles = European communicable disease bulletin. 2020 May ; 25(21)
50. Ladhani SN, et al : "Covid-19 in children : analysis of the first pandemic peak in England" Arch Dis Child. 2020 Dec ; 105(12):1180-1185. doi : 10.1136/archdischild-2020-320042. Epub 2020 Aug 12.

En **Australie**[51], 9 élèves et 9 membres du personnel infectés par le SARS-CoV-2 dans 15 écoles ont eu des contacts étroits avec un total de 735 élèves et 128 membres du personnel. Seules 2 infections secondaires ont été identifiées, aucune chez le personnel adulte. 1 élève du primaire a été potentiellement infecté par un membre du personnel.

En **Suisse**, sur un total de 4310 patients atteints du SARS-CoV-2, 40 étaient âgés de moins de 16 ans (0,9 %). Parmi les 111 contacts familiaux positifs des enfants étudiés, les mères prédominaient (39), suivies des pères (32), des frères et sœurs pédiatriques (23), des frères et sœurs adultes (8) et des grands-parents (7).

En **Finlande**[52], un enfant de 12 ans qui allait à l'école durant sa maladie a été en contact avec 121 personnes et n'en a contaminé aucune.

En **Grèce**[53], l'analyse épidémiologique de 23 clusters touchant 109 personnes (66 adultes et 43 enfants) n'a retrouvé aucun cas de transmission à partir d'un enfant.

51. Australian National Centre for Immunisation Research and Surveillance (NCIRS) : "Covid-19 in schools – the experience in NSW" [Internet]. Sydney : NCIRS ; 2020. http://ncirs.org.au/sites/default/files/2020- 04/NCIRS Covid_Summary_FINAL public April 202020.pdf
52. Dub T et al. : "Transmission of SARS-CoV-2 following exposure in school settings : experience from two Helsinki area exposure incidents", medRxiv. 2020:2020.07.20.20156018
53. Helena C. et al : "transmission dynamics of SARS-CoV-2 within families with children in Greece : a study of 23 clusters"

En **Corée du Sud**, l'étude de Kim J.[54] a rapporté que sur 248 contacts familiaux de 107 enfants de source primaire âgés de 0 à 18 ans, un seul a été infecté, ce qui donne un taux d'attaque secondaire de 0,5 %.

A **Singapour**, deux écoles primaires et une école secondaire ont constaté des Covid-19 infantiles. Aucun des 34 contacts identifiés des écoles primaires ne s'est révélé positif. Parmi les 77 contacts de l'école secondaire, 8 ont développé des symptômes grippaux, mais aucun d'entre eux n'a été testé Covid positif.

En **Israël**[55], une poussée de Covid-19 est apparue dix jours après la réouverture des écoles et des universités. Les deux premiers cas, sans lien épidémiologique connu, ont été observés les 26 et 27 mai. 153 étudiants et 25 membres du personnel se sont révélés Covid-19 positifs. Le rôle d'un employé super contaminateur a été clairement mis en évidence, mais aucun cas de contamination certaine à partir d'un enfant n'a été retrouvé.

Benjamin Lee et William V. Raszka confirment dans la grande revue pédiatrique américaine : « *Transmission du Covid-19 et enfants : l'enfant n'est pas à blâmer.* »[56]

---

54. Kim J, et al. « Rôle des enfants dans la transmission domestique du Covid-19 », Arch Dis Enfant. 7 août 2020.
55. Stein-Zamir C, et al. "A large Covid-19 outbreak in a high school 10 days after schools' reopening", Israel, May 2020. Euro Surveill. 2020 ; 25(29):pii=2001352
56. Benjamin Lee et William V. Raszka, « Transmission du Covid-19 et enfants : l'enfant n'est pas à blâmer »
Pediatrics août 2020, 146 (2) e2020004879 ; DOI : https://doi.org/10.1542/peds.2020-004879

Par rapport aux adultes, l'incidence et la gravité de la maladie Covid-19 sont très faibles chez les enfants, et leur rôle dans la propagation de la maladie est infime. Par conséquent, les pseudo vaccins géniques anti-Covid 19 devraient avoir une sécurité et une efficacité pleinement démontrées dans la prévention, non seulement des complications, mais de la transmission pour justifier l'injection des enfants. Ce qui est loin d'être le cas en décembre 2021.

3.

Les enfants et les adolescents n'ont rien gagné de la fermeture des écoles

La fermeture inutile des écoles a gravement nui aux enfants [57] [58]

Les enfants n'ont rien gagné et beaucoup perdu des fermetures d'écoles. La convention des Nations Unies sur les droits de l'enfant et le devoir du gouvernement de respecter, protéger et réaliser ces droits ont été largement bafoués.

Notre politique sanitaire a été guidée par la croyance volontairement aveugle en la prophétie terrorisante de N. Ferguson[59] établie sur des hypothèses manifestement fausses.

---

57. Editorial BMJ : « La fermeture des écoles n'est pas fondée sur des preuves et nuit aux enfants » BMJ 2021 ; 372 1

58. Buonsenso D et al : « Fermetures d'écoles au cours de la pandémie Covid-19 : une situation catastrophique mondiale », Pediatr Infect Dis J 2021

59. N Ferguson report 9 : https://www.imperial.ac.uk/media/imperial-college/medicine/sph/ide/gida-fellowships/Imperial-College-Covid19-NPI-modelling-16-03-2020.pdf

Parmi ses hypothèses erronées, celle qui postulait que les enfants pourraient être responsables de la diffusion de la maladie leur a considérablement nui, servant de prétexte à la fermeture injustifiée des écoles et à toutes les brimades inutiles qu'on leur a imposées depuis le début de la pandémie.

L'enfant ne transmet pas le SARS-CoV-2, ne peut donc le propager ni à l'école, ni ailleurs. Au contraire, le temps scolaire le protège en partie, diminuant le temps de contact avec ses parents.

Mais nos dirigeants, médias complices, via médecins de plateaux télé, continuent d'entretenir la peur des enfants qui seraient dangereux pour autrui. C Hill[60], après avoir reconnu que « *le virus n'est pas très dangereux pour les enfants, car ils sont rarement malades* », prétend aussitôt sans donner aucun argument scientifique : « *Ils vont contaminer les adultes* » pour tenter de justifier les injections anti-Covid chez les enfants.

Au **Royaume-Uni**[61], les études menées auprès d'enfants et de jeunes établissent que le nombre moyen de contacts sociaux pendant les vacances est environ la moitié de celui des jours d'activité scolaire, mais qu'en revanche, les contacts entre enfants et adultes sont alors plus nombreux, exposant alors les enfants à un risque

60. https://www.charentelibre.fr/sante/coronavirus/Covid-19-chez-les-enfants-y-a-t-il-un-risque-pour-la-rentree-scolaire-5989162.php

61. Riley S, Walters C, Wang H. REACT-1 rapport intermédiaire de la série 9 : tendance à la baisse du SARS-CoV-2 en Angleterre en février 2021 mais toujours à forte prévalence. https://spiral.imperial.ac.uk/handle/10044/1/86126

accru de contamination. Certains auteurs[62] estiment de plus que la diminution du personnel de santé disponible liée aux fermetures d'écoles pourrait entraîner un plus grand nombre de décès qu'elles n'en empêchent.

Nous rappellerons ici les faits avérés dans le monde réel qui montrent l'absence de toute justification scientifique[63] de ces mesures et leurs très graves conséquences sur la santé physique et mentale des enfants lors d'un petit tour du monde des pays qui ont publié leurs analyses sur les résultats des fermetures d'écoles[64] [65] [66] [67].

En **Suède,** la poursuite des activités scolaires n'a pas aggravé l'épidémie. La Suède a permis aux enfants et adolescents de poursuivre normalement toutes les activités scolaires sans masque, que ce soit en maternelle, en primaire ou premières années du secondaire. Son expérience bien analysée et publiée est très démonstrative[68].

62. Bayham Jude: « Impact des fermetures d'écoles pour Covid-19 sur le personnel de santé américain et la mortalité nette: une étude de modélisation » Lancet Santé publique. 2020 mai; 5(5) : e271–e278. 3 avril 2020
63. Walsh S, Chowdhury A, Russell S et al: « Les fermetures d'écoles réduisent-elles la transmission communautaire du Covid-19 ? Une revue systématique des études observationnelles. » medRxiv 2021.01.02.21249146
64. De Rose C et al: « Fermetures d'écoles au cours de la pandémie Covid-19: une situation catastrophique mondiale », Pediatr Infect Dis J 2021
65. Viner R, Russell S, Saulle R et al: « Impacts des fermetures d'écoles sur la santé physique et mentale des enfants et des jeunes: une revue systématique », MedRxiv 2021.02.10.12251526
66. Vlachos J, Hertegård E, B Svaleryd H : « Les effets des fermetures d'écoles sur le SARS--CoV-2 chez les parents et les enseignants », Proc Natl Acad Sci États-Unis 2021 ; 118 : ė2020834118. doi: 10.1073/pnas.2020834118. pmid: 33574041
67. Theuring S, Thielecke M, van Loon W et al : « Infection et transmission du SARS-CoV-2 en milieu scolaire pendant la deuxième vague à Berlin, en Allemagne: une étude transversale », medRxiv 2021.01.27.21250517
68. Ludvigsson JF, « Les huit premiers mois de la stratégie suédoise Covid-19 et les actions et acteurs clés impliqués », Acta Pédiatr. 2020; 109: 2459-2471

L'agence sanitaire suédoise a confirmé que les enfants ne risquent rien du Covid en comparant le nombre d'hospitalisations et le taux de mortalité dans le groupe d'âge 0-16 ans durant la première vague entre mars et juin 2020 et au cours des quatre mois précédant la pandémie. Elle n'a détecté aucun décès attribuable au Covid-19 chez les enfants[69].

Durant la première vague (entre le 24 février et le 14 juin 2020), l'agence sanitaire suédoise a recensé 1124 cas de SARS-CoV-2 chez les enfants et les adolescents qui ont poursuivi des activités scolaires normales (soit une incidence de 0,05 %).

La **Finlande**, qui avait fermé toutes les écoles durant cette période, a observé une incidence non inférieure, montrant que la fermeture des écoles ne diminue pas la propagation virale[70] [71]. La fermeture des écoles secondaires inférieures n'a eu aucun impact positif sur l'incidence du Covid-19 chez les 13-15 ans, ni dans les autres groupes d'âge.

En **Norvège**, le 27 mai 2020, le Premier ministre norvégien Erna Solberg a déclaré à la télévision norvégienne[72] : « *Était-il nécessaire de fermer les écoles… Peut-*

69. Ludvigsson JF : « Open Schools Covid-19 et morbidité des enfants et des enseignants en Suède », N. Engl. J. Méd. 2021 ; 384 : 669-671
70. Folkhälsomyndigheten « Covid-19 chez les écoliers - Une comparaison entre la Finlande et la Suède », Folkhälsomyndigheten. 2020 ; 7 : 15
71. Juutinen, "A Closing lower secondary schools had no impact on Covid-19 incidence in 13-15-year-old" in Finland. Epidemiol Infect. 2021 Oct 26; 149 : e233
72. "Norway's PM admits she panicked and closed all schools and nurseries 'out of fear' on day country recorded first Covid death - amid criticism lockdown measures made no difference" https://www.dailymail.co.uk/news/article-8373857/Norways-PM-admits-closed-schools-nurseries-fear.html

être pas... J'ai probablement pris de nombreuses décisions par peur. »

L'agence sanitaire norvégienne confirme que les écoles ne constituent pas un vecteur de transmission[73] [74] [75]. Après le pic d'infection observé dans la semaine commençant le 1er novembre 2020, le taux d'incidence chez les adolescents a fortement chuté alors que la plupart des écoles étaient ouvertes. Les infections chez les adolescents ont augmenté de 125 % entre la dernière semaine d'école avant Noël et la première semaine d'école après le Nouvel An. Cette augmentation pendant les vacances scolaires montre que les contacts sociaux en dehors du cadre scolaire peuvent avoir un impact plus important sur la transmission que le contact dans les écoles.

A **Taiwan**, la propagation du Covid-19 a été minimisée, sans généralisation des fermetures d'écoles prévues. [76]

Au **Japon**[77], la fermeture des écoles n'a pas semblé diminuer l'incidence de l'infection. Les analyses de sensibilité utilisant différentes dates n'ont pas non plus démontré la moindre efficacité de la fermeture de l'école.

73. K Størdal : « Quand les restrictions sont pires que la pandémie » Tidsskr Nor Laegeforen 28 janvier 2021 ; 141(3)

74. Ypdal M : "Suggests limited change in the reproduction number from reopening Norwegian kindergartens and schools during the Covid-19 pandemic", PLoS One. 2021 Feb 25 ; 16(2)

75. Brandal LT, Ofitserova TS, Meijerink H, et al « Transmission minimale du SARS-CoV-2 à partir de cas pédiatriques de Covid-19 dans les écoles primaires, Norvège, d'août à novembre 2020 » . EuroSurveil 2021 ; 26: 2002011

76. Wang C-J. : Réponse au Covid-19 à Taïwan : analyse des mégadonnées, nouvelles technologies et tests proactifs. JAMA. 2020 ; 323(14):1341-1342.

77. Iwata K : Was school closure effective in mitigating coronavirus disease 2019 (Covid-19) ? Time series analysis using Bayesian inference. Int J Infect Dis. 2020 Oct ; 99 : 57-61

En **Australie**[78] [79] [80], la plupart des cas de SARS CoV-2 dans les écoles étaient solitaires. Les écoles et les garderies sont les reflets de la cité et le Covid n'y est retrouvé que pendant les périodes de transmission communautaire élevée et à une incidence inférieure à l'incidence générale. « *Les écoles sont des services essentiels et doivent donc être prioritaires pour rester ouverts à l'apprentissage en présentiel.* »

Aux **États-Unis,** en Caroline du Nord, plus de 90 000 élèves et le personnel fréquentant l'école ont été suivis pendant les trois premiers mois de la reprise des cours en présentiel par des tests moléculaires et la recherche des contacts. Le personnel du service de santé a déterminé que seulement 32 infections supplémentaires avaient été contractées dans les écoles, sans aucune transmission d'enfant à adulte[81], ce qui aurait dû tranquilliser les enseignants rendus très inquiets par la propagande terrorisante des médias (qui se poursuit contre toute évidence scientifique).

Le CDC[82] confirme qu'il existe « *peu de preuves que les*

---

78. Oirala A: Lessons learnt during the Covid-19 pandemic: Why Australian schools should be prioritised to stay open. J Paediatr Child Health. 2021 Sep; 57(9):1362-1369

79. Macartney K, Quinn HE, AJ Pillsbury et al.: Équipe d'étude des écoles NSW Covid-19
Transmission du SARS-CoV-2 dans les milieux éducatifs australiens: une étude de cohorte prospective. Lancet Child Adolesc Health 2020; 4: 807 - 16

80. K. Macartney: Transmission of SARS-CoV-2 in Australian educational settings: a prospective cohort study
www.thelancet.com/child-adolescent Vol 4 November 2020

81. Kanecia O: Incidence et transmission secondaire des infections au SARS-CoV-2 dans les écoles; Pédiatrie Avr 2021; 147(4) 8 janvier 2021

82. Honein MA.: Données et politique pour guider l'ouverture des écoles en toute sécurité afin de limiter la propagation de l'infection par le SARS-CoV-2. JAMA. 2021; 325: 823-824.

écoles ont contribué de manière significative à la transmission », sur la base de rapports faisant état de taux d'infection similaires dans les écoles par rapport à la communauté environnante[83] et de la relative rareté des cas documentés en milieu scolaire.

En **Italie**, Villani[84] : « *Nos preuves suggèrent que l'école n'agit pas comme un amplificateur pour la transmission du SARS-CoV-2 et peut être vraiment considérée comme un endroit sûr pour les étudiants.* » Depuis lors, aucune preuve d'association entre la réouverture des écoles et la deuxième vague du SARS-CoV-2 n'a été mise en évidence [85] [86].

En **Allemagne**[87], la réouverture des écoles et des garderies n'a pas été associée à l'augmentation de la prévalence du Covid chez les enfants et adolescents.

En **Croatie**, la recherche de corrélations entre les points de rupture de l'évolution de l'épidémie et la fer-

83. Falk A. : Cas et transmission de Covid-19 dans 17 écoles K-12 - Wood County, Wisconsin, 31 août- 29 novembre 2020. MMWR Morb Mortal Wkly Rep. 2021 ; 70 : 136-140
84. Villani A School in Italy : a safe place for children and adolescents. Ital J Pediatr. 2021 Feb 2 ; 47(1):23. 7
85. Gandini S, Rainisio M, Iannuzzo ML, and al : A cross-sectional and prospective cohort study of the role of schools in the SARS-CoV-2 second wave in Italy. Lancet Reg Health Eur. 2021 Jun ; 5 : 100092
86. Larosa E et al : Groupe de travail Reggio Emilia ; Covid-19 Transmission secondaire du Covid-19 dans les établissements préscolaires et scolaires du nord de l'Italie après leur réouverture en septembre 2020 : une étude basée sur la population. EuroSurveil 2020 ; 25 : 2001911
87. Körner RW : Prevalence of Covid-19 Among Children and Adolescents While Easing Lockdown Restrictions in Cologne, North Rhine-Westphalia, Germany. Klin Paediatr. 2021 May 233(3):135-140

meture des écoles indique qu'il n'y a aucune association entre les ouvertures d'écoles et les tendances de morbidité et de mortalité liées au Covid-19. « *Cela souligne la nécessité d'envisager la mise en place d'autres mesures efficaces et moins dommageables par les parties prenantes que les fermetures d'écoles.* »[88]

En **France**, les mesures sanitaires ont toutes été prises de manière totalement opaques par le comité de défense dont les délibérations sont couvertes par un *secret défense* pour 50 ans, sans que cela n'empêche M. Castex, actuel Premier ministre, de se glorifier de « *la totale transparence de sa politique sanitaire* » !

Les conséquences sanitaires des fermetures de classes pendant 12 semaines, de l'enseignement à distance, des demi-jauges, du port obligatoire des masques n'ont fait l'objet d'aucune publication dans des revues à comité de lecture. Et les multiples demandes de preuves de la CNIL concernant l'efficacité du pass sont toujours sans réponse du gouvernement.

H. Salaün, représentant de l'association de parents d'élèves PEEP, s'agace qu'aucune étude d'impact n'ait été menée sur ces sujets[89] : « *On ne sait même pas si cela a permis de freiner le Covid-19. Idem pour les fermetures obligatoires de classe dès le premier cas de Covid-19, établies au printemps dernier* ». *Nous nous sommes rendu compte, très souvent, qu'il n'y avait presque jamais d'autre cas dans*

88. Imetin IP : Covid-19 incidence, hospitalizations and mortality trends in Croatia and school closures. Public Health. 2021 Sep ; 198 : 164-170

89. https://www.marianne.net/societe/education/Covid-19-en-fait-la-rentree-scolaire-2021-devrait-ressembler-a-celle-de-2020

la classe et encore moins de clusters. Nous souhaitons que ces solutions ne soient pas appliquées aveuglément. »

Les conclusions du Centre européen de contrôle des maladies infectieuses sont claires[90] : « *Les preuves issues de la recherche des contacts dans les écoles et les données d'observation d'un certain nombre de pays de l'UE montrent que la réouverture des écoles n'a pas été associée à une augmentation de la transmission communautaire. Les données disponibles indiquent également que les fermetures d'établissements de garde d'enfants et d'enseignement ne constituent pas une mesure de contrôle efficace pour la transmission communautaire du Covid-19 et que de telles fermetures ne fourniraient probablement pas une protection supplémentaire significative de la santé des enfants, car la plupart développent une forme très légère Covid-19.* »

L'ensemble des articles internationaux analysant l'évolution constatée de l'épidémie dans le monde entier confirme que nulle part la fermeture des classes n'a ralenti la propagation du Covid. Alors que cette mesure inutile s'est révélée très nocive pour les enfants.

---

90. Centre européen de prévention et de contrôle des maladies. Covid-19 chez les enfants et le rôle des milieux scolaires dans la transmission – première mise à jour – rapport technique. https://www.ecdc.europa.eu/en/publications-data/children-and-school-settings-Covid-19-transmission

Les conséquences dramatiques de la fermeture des écoles[91]

Dès avril 2020, l'ONU avait lancé un cri d'alarme prémonitoire[92] contre la fermeture des classes :

> « *188 pays ont imposé des fermetures d'écoles à l'échelle nationale, touchant plus de 1,5 milliard d'enfants et de jeunes. Il est difficile d'imaginer les conséquences potentielles de ces mesures sur l'éducation des jeunes d'aujourd'hui, et le développement de leur capital humain. Plus des deux tiers des pays ont mis en place une plateforme nationale d'enseignement à distance, mais les pays à faible revenu ne sont que 30 % à l'avoir fait. Avant la crise, le phénomène de l'exclusion numérique concernait déjà près d'un tiers des jeunes dans le monde.*
>
> *Risques pour la sécurité des enfants : avec les mesures de confinement total ou partiel, les enfants sont davantage susceptibles d'être témoins ou victimes de violences.*
>
> *Par ailleurs, comme les enfants ont recours à des plateformes d'apprentissage à distance en ligne, ils courent davantage le risque d'être exposés à des contenus inappropriés et à des prédateurs en ligne. Les enfants qui abandonnent l'école non seulement connaîtront un*

91. Buonsenso Danilo : Fermetures d'écoles pendant la pandémie de Covid-19 : Une situation mondiale catastrophique https://journals.lww.com/pidj/Fulltext/2021/04000/Schools_Closures_During_the_Covid_19_Pandemic__A.10.aspx

92. Organisation des Nations Unies : Note de synthèse : L'impact de la Covid-19 sur les enfants, 15 avril 2020.

risque plus élevé de se marier, de travailler ou d'avoir un enfant à l'adolescence, mais ils verront aussi leur potentiel de revenu tout au long de leur vie chuter précipitamment. »[93]

Plus récemment, l'Unicef qualifiait la Covid-19 et les mesures sanitaires dont elle a servi de prétexte de « *la plus grande crise mondiale pour les enfants en 75 ans* » d'histoire.

De fait, d'après les agences onusiennes, l'impact sur les jeunes des fermetures d'établissements scolaires se révèle encore plus sévère que prévu :

« *Des preuves régionales du Brésil, du Pakistan, de l'Inde rurale, de l'Afrique du Sud et du Mexique, entre autres, montrent des pertes substantielles en mathématiques et en lecture. L'analyse montre que dans certains pays, en moyenne, les pertes d'apprentissage sont à peu près proportionnelles à la durée des fermetures.* »[94]

En Grande-Bretagne, un élève sur six pourrait ne jamais être en mesure de rattraper le temps perdu à l'école[95] [96].

93. Interpol. Menaces et tendances de l'exploitation et des abus sexuels sur les enfants. Impact du Covid-19. 2020. https://www.interpol.int/en/News-and-Events/News/2020/INTERPOL-report-highlights-impact-of-Covid-19-on-child-sexual-abuse

94. https://en.unesco.org/news/learning-losses-Covid-19-school-closures-could-impoverish-whole-generation

95. Commissaire britannique à l'enfance. iNews 2021. 14 février. https://inews.co.uk/news/education/children-never-catch-up-schools-childrens-commissioner-871377

96. Commissaire à l'enfance. Vulnérabilité de l'enfance en Angleterre 2019. https://www.childrenscommissioner.gov.uk/report/childhood-vulnerability-in-england-2019/

Une étude récente de l'Unesco[97] montre que plus de 100 millions d'enfants tomberont en dessous du niveau de compétence minimum en lecture en raison de l'impact des fermetures d'écoles.

Dans un rapport du 6 décembre 2021, la Banque mondiale, l'Unesco et l'Unicef estiment que la déscolarisation des enfants risque déjà de leur faire perdre près de 17000 milliards de dollars de revenus, soit environ 14 % du PIB mondial actuel.

Conséquences catastrophiques sur l'éducation en France

En France, la fermeture de 12 semaines des classes et les autres mesures anti-Covid-19 ont été responsables d'une forte aggravation du décrochage scolaire qui n'est plus limité aux enfants défavorisés, mais menace maintenant tous les jeunes.

La psychologue M-E Dupont dénonce l'apprentissage à distance et sa grande inefficacité à terme. « *L'enseignement numérique ne permet pas que les informations passent dans la mémoire à long terme. Avec l'ordinateur, vous avez une déprivation sensorielle.* » Elle a vu des étudiants antérieurement brillants « *en état quasi végétatif* » en fin d'année scolaire, n'ayant peu ou pas de souvenirs des sujets étudiés. « *La mémoire immédiate a permis de passer les examens et basta. L'ordinateur désynchronise les cycles cérébraux et c'est la nuit qu'on mémorise. Et si on est tout le temps sur l'ordinateur, on dort mal et on ne mémorise plus.* »

97. https://en.unesco.org/news/one-year-Covid-19-education-disruption-where-do-we-stand

L'alternance de cours en direct et de cours à distance entraîne une concentration moindre et une perte d'apprentissage. Nombre d'élèves du primaire ne parviennent plus à rester concentrés ou présentent des phobies scolaires, les lycéens manquent de motivation et décrochent, les étudiants en situation de fragilité économique et affective baissent les bras et abandonnent plus ou moins leurs études.

Constat partagé dans le *Huffington Post* [98] :

> « [En primaire] *on constate aujourd'hui une agitation motrice chez des enfants qui ne présentaient aucun signe auparavant : difficultés à suivre une conversation un peu longue, à rester assis, à faire un dessin, à terminer une construction de Lego... Les jeunes enfants sont distraits, leur attention est labile et ils ne parviennent pas à rester concentrés longtemps. Ils sont dispersés, leurs idées s'échappent ou ne sont plus organisées en un raisonnement linéaire.*
>
> *De nombreux enfants ne sentent plus "propriétaires" de leur corps et certains exercices de respiration ou de méditation leur sont parfois impossibles.*
>
> *En cause, l'alternance de cours direct ou numérique. Ces derniers impliquent une concentration moindre et donc des apprentissages non acquis, entrainant un décrochage au niveau des savoirs qui lui-même va engendrer une déconcentration plus rapide. L'enfant s'installe dans un cercle vicieux.*

98. De la primaire à la fac, le décrochage scolaire est un fléau - https://www.huffingtonpost.fr/entry/de-la-primaire-a-la-fac-le-decrochage-scolaire-est-un-fleau-blog_fr_602d34c9c5b66da5db9e5f92

Les collégiens et lycéens : l'alternance des modes d'apprentissages depuis un an n'incite pas les adolescents à être constants dans leurs cours et leurs devoirs. Ils ont maintenant sous les yeux plusieurs écrans simultanément, l'attention passant d'une notification à l'autre, de l'école aux réseaux sociaux, de leur série en cours aux devoirs à faire… Leur concentration est dispersée, voire éclatée.

Cette multiplication des sollicitations et donc de leur attention les empêchent de se centrer sur eux-mêmes, les autres et ce qu'ils ont à faire. Leur motivation à apprendre, à accomplir, à réaliser, s'effrite dangereusement.

À cela s'ajoutent la distanciation sociale et le couvre-feu qui les empêchent de se retrouver et d'échanger après les cours, le week-end ou lors de fêtes. Le lien social se poursuit derrière les écrans, mais émousse et rend plus flou la présence de l'autre expliquant nombre de troubles psychologiques. »

Dégâts psychologiques majeurs de la fermeture des écoles[99]

Depuis au moins un an des pédiatres, des pédopsychiatres, des orthophonistes poussent de nombreux cris d'alarme. Le Dr R. Cohen, pédiatre et infectiologue, rappelle « *la fermeture des écoles a des conséquences graves sur la santé des enfants* ».

La santé mentale des enfants et des adolescents a subi

99. Barrett E. : No Health without Mental Health : Risks and Benefits of School Closures during a Pandemic. Ir Med J. 2020 Jun 11 ; 113(6):91

un **stress test soudain**[100], avec un risque accru de solitude, d'addiction aux jeux vidéo et aux crises de boulimie, d'altération des rythmes circadiens, de violence domestique directe ou assistée et d'écarts de réussite scolaire.

Avec la pandémie, les anxiétés, dépressions, troubles alimentaires ont augmenté chez les moins de 18 ans de 30 à 60 % selon les études. Chez les garçons, la proportion déclarant une satisfaction de vie élevée a nettement diminué[101], passant de 88 % en 2018 et 92 % en 2020 avant les restrictions Covid-19 à 71 % au cours de la période de restrictions ($p < 0,001$).

Les chiffres équivalents pour les filles étaient de 78 %, 81 % et 62 % ($p < 0,001$). Les différences liées aux vulnérabilités préexistantes ont été encore amplifiées.

Chez les tout-petits, on a noté des angoisses majeures d'enfants jetés dans le chaos psychique avec retard de langage des tout petits confrontés au masque de la nurse qu'ils ne comprennent pas, dont il ne voit pas le visage, ni les lèvres. Enfants qui n'accéderont pas facilement à une vie psychique normale.

Des tentatives de suicide ont été constatées à un très jeune âge où elles ne s'observaient pas jusqu'ici. Chez les adolescents on a constaté depuis la crise une augmentation majeure des idées suicidaires, des tentatives de suicide et des suicides.

---

100. NHS numérique. Santé mentale des enfants et des jeunes en Angleterre, 2020 : suivi de la vague 1 de l'enquête de 2017. https://digital.nhs.uk/data-and-information/publications/statistical/mental-health-of-children-and-young-people-in-england/2020-wave-1-follow-up

101. Soest TV : Life satisfaction among adolescents before and during the Covid-19 pandemic. Tidsskr Nor Laegeforen. 2020 Jun 16 ; 140(10).

Conséquences néfastes des mesures restrictives concernant l'école[102]

Selon une étude de l'Observatoire national de la Santé (Onaps), réalisée en 2019 et 2020, « *après le confinement, les enfants de CE2 ont perdu 20 % de leurs capacités physiques et 40 % de leurs fonctions cognitives* ».

La catastrophe de l'enseignement atteint tous les enfants et adolescents de l'école des tout-petits à l'université.

« *Pendant le confinement, enfants, ados, adultes, nous avons été comme en prison. Nous n'avons pas eu le droit de voir nos amis…* » Témoignages de tant d'ados… Interdiction de rencontrer physiquement le récent petit copain ou alors en douce, au supermarché autorisé en se cachant derrière le rayon fruits et légumes ou poisson… Délire de cette société de contrôle en gestation.

La mascarade Covid et ses mesures absurdes ont détruit ce qu'il pouvait rester de l'enseignement scolaire, et pire encore, ont mis à mal la capacité des élèves à apprendre et à retenir.

Si l'on veut connaitre les conséquences des mesures aberrantes à la maternelle, ce n'est pas Google qui nous aidera. On y trouve mille liens vers les protocoles sanitaires et leurs modifications innombrables, mais rien, absolument rien sur le vécu des enseignants, des élèves et de leurs familles.

L'école a été transformée en une annexe de l'hôpital du

102. Buonsenso Danilo : Fermetures d'écoles pendant la pandémie de Covid-19, une situation mondiale catastrophique https://journals.lww.com/pidj/Fulltext/2021/04000/Schools_Closures_During_the_Covid_19_Pandemic__A.10.aspx

XXIe siècle devenu purement hygiéniste, oubliant cancéreux ou rhumatisants, avec son cortège de « protocoles » qui se contredisent souvent en quelques jours. Rien n'exprime le désarroi des instituteurs (joli mot plein de sens d'autrefois) et leurs effarements devant les dessins d'enfants montrant des avatars humains sans bouche, ni nez.

Les orthophonistes se désolent. A l'école primaire, l'apprentissage de la lecture est devenu un défi majeur. Comment apprendre des sons lorsque celui qui parle est masqué ? Les enfants doivent pouvoir l'identifier, l'isoler et le reconnaître pour l'apprendre. Avec le masque, certains sons sont difficilement perçus par les enfants.

Pour remédier à ces difficultés, l'enseignante utilise des subterfuges, au risque de se faire condamner par ses supérieurs ou exclure, comme c'est arrivé. « *Lorsque le cours le nécessite, je me tiens debout au fond de la classe, loin de mes élèves et je baisse mon masque pour former le son avec ma bouche.* »

Lorsqu'il s'agit d'apprendre aux enfants de nouveaux mots ou une langue étrangère, la tâche est encore plus rude. Le professeur doit redoubler d'efforts pour transmettre une information claire et compréhensible à ses élèves, parler plus fort, articuler davantage et s'appuyer beaucoup sur la gestuelle. Pour quels résultats ?

L'enseignement virtuel derrière son ordinateur, tant fantasmé par les mondialistes comme méthode d'avenir a montré ses limites tant éducatives que sociales et psychologiques. Le mythe du tout-numérique moderne et merveilleux n'est plus crédible.

Seul bénéfice de cette fermeture insensée des écoles pour des jeunes qui ne risquaient rien du Covid, et ne transmettent pas, dissiper le mythe du tout-numérique, en particulier à l'école, mais aussi pour le travail des adultes, autre sujet important.

Comment résumer aujourd'hui l'état de l'école en peu de mots ? Nous donnerons quelques témoignages du vécu actuel d'enseignants et espérons que, comme pour le Doctothon, pourra s'organiser un équivalent pour les professeurs de tous les niveaux scolaires bâillonnés depuis si longtemps afin que des millions de personnes puissent enfin les entendre.

En juin 2021, notre amie Karen écrivait :

> « *Profs, parents, élèves, unissez-vous !*
> *En écrivant en novembre 2018 "Les maths en soins palliatifs," je n'imaginais pas que cet emprunt ponctuel de vocabulaire à la stricte sphère médicale deviendrait deux ans plus tard notre quotidien.*
> *Tous les maux de la société semblent en effet désormais repensés et exprimés au travers du prisme de ce champ lexical si frappant, si inquiétant, parfois si fascinant. On parle : « métastases, cancérisation, embolie administrative, phagocytose, hémorragie cognitive, symptômes bien sûr » comme une piqûre de rappel incessante d'un danger insaisissable, mais qui rôde. Mais aussi sans doute, parce qu'il ne faudrait pas être tentés d'oublier que la nouvelle religion est sanitaire.*
> *Comme le déclarait de manière quasi-prophétique dans le journal* Le Monde *en 2017 Antoinette Rouvroy : "On ne cherche plus à comprendre l'environne-*

ment, on cherche à le prédire. Notre rapport au savoir change mais aussi notre rapport au monde (...) Voir et comprendre sont supplantés par détecter et prévenir."
Je n'avais pas imaginé une seconde non plus que l'éducation serait « mise à distance, » qu'elle deviendrait une variable d'ajustement comme une autre. Que l'école, ce lieu de vie, ce lieu d'échanges et de rencontres où l'on fait ses premières armes avec la contradiction, le débat, où l'on apprend à mettre des mots sur les maux, serait présentée ou plutôt décrétée "haut lieu de contamination" avant que les autorités dites compétentes se ravisent... un an plus tard. Trop tard.
Je n'aurais jamais pu imaginer qu'il faudrait en fermer les grilles, avant d'en dépeupler les classes en instaurant cet étrange concept de demi-jauges, pas plus absurde ma foi que les vacances apprenantes ou les plages dynamiques. Alphonse Allais disait : « Une fois qu'on a passé les bornes, il n'y a plus de limites. » Or on a passé les bornes. [...] »
« Sur l'enseignement, personne ne bouge réellement. Il y a une complicité, une complaisance que je ne m'explique pas ou mal et qui m'inquiète beaucoup. »

Nous avions relaté ailleurs le désespoir d'un professeur de philosophie devant la disparition de cette matière essentielle à l'apprentissage de la réflexion, du doute, et de l'usage de son propre cerveau. Il avait bien prévenu à tous les niveaux, présidence, syndicats, médias... Mais la philosophie disparut au cours de cette réforme des deux dernières marches de l'enseignement secondaire.

Le français, la philosophie, la physique et les mathématiques devenues des « options » pour ces jeunes gens qui s'apprêtent à affronter une société soi-disant scientifique... Qui a réalisé pendant le cirque Covid que nos enfants devaient choisir s'ils abandonnaient les maths ou la philo ?

Bien pratique ce sujet unique télévisé sur le nombre de morts ou de lits d'hôpitaux disponibles, et ces messages falsifiés. Qu'importe si on sacrifie nos enfants sur tous les plans !

> « *Parce "qu'on ne change pas une équipe qui perd", on a calqué, appliqué aux maths, la funeste méthode globale qui a détruit l'apprentissage de la lecture en demandant aux enfants/adolescents de photographier, de mémoriser des résolutions-type en sacrifiant le raisonnement. Malheureusement, cette désinstruction est désormais entrée dans les mœurs et il est devenu très difficile de désintoxiquer cette jeunesse des recettes prêtes à consommer qui les sécurisent (faussement).* »

> « *On a parfois des élèves qui font des raisonnements type « tests psychotechniques » pour répondre aux questions. On est au bord de la divination même avec des intuitions que ça fait 2 ou 17 pour des raisons obscures de "périodicité"*. »

Il y a une addiction au temps court et à la réponse chiffrée, immédiate.

> « *"Prendre le temps de" (la réflexion) est devenu impossible. Ce temps, si nous l'avions, prof de maths ou*

pas, je proposerais aux élèves des exercices de Bled parce qu'ils ne savent pas lire, et ne sont pas sensibles aux connecteurs logiques. [...] »
« *Dans le cadre strict du lycée, cela n'a jamais été plus grave. On est au bord de l'implosion avec des élèves à bout de nerfs tant le programme est parcouru rapidement; on fait tout ce qui est possible pour détourner ou dégoûter durablement la jeune génération des sciences.* »

Depuis une énième réforme Blanquer appliquée pour la première fois en 2020, pendant le Covid, donc imposée discrètement dans l'indifférence générale, la destruction s'est accélérée comme quand les pilotis en bois d'une maison sur l'eau pourrissent.

> « *En plus de masquer durablement les visages, les sourires et les expressions, la crise dite sanitaire, désormais suivie d'une vigilance du même nom, camoufle une entreprise de destruction massive contre laquelle il est urgent de se dresser: celle de l'éducation. En conséquence, si l'on comprend difficilement ce qui pourrait justifier la prolongation d'un état d'urgence sanitaire, on souscrit en revanche sans réserve à un état d'urgence de l'école comme de l'hôpital, deux zones désormais sinistrées.* »[103]

> « *La réforme Blanquer a littéralement détruit la possibilité d'enseigner dignement cette discipline dans le*

103. 24/11/21 - Réforme du lycée, la formation en mathématiques en question Société Mathématique de France (emath.fr)

cadre du secondaire. Une discipline désormais optionnelle, est-il utile de le rappeler ? » [104]

Paroles d'enfants[105]

« *Nous retournions au lycée pour les contrôles, et les examens. Pour les cours et les enseignements ? C'était en distanciel. Pas toujours facile, beaucoup ont décroché. En plus, ce n'était déjà pas facile avec la réforme du bac, les profs ne savaient pas toujours comment nous conseiller, alors en distanciel…* »

« *On avait besoin d'exprimer nos craintes car on voyait beaucoup d'étudiants qui étaient en distanciel pour leur 1*[e] *année de fac. On craignait qu'ils décrochent, redoublent et que cela embolise la rentrée 2021. On n'avait personne à qui en parler au lycée, pas de temps pour ça !* »

« *Il faut faire en sorte que tous les enfants aient accès à Internet gratuitement pendant l'année scolaire, et soit équipé de tablettes. Pour les jeunes des foyers, ceux dans les hôtels, ça a été très dur de suivre les cours.* »

« *Il est nécessaire de maintenir la continuité pédagogique en imposant un quota d'heure minimum de Visio par professeur, si les cours en présentiel ne sont pas possibles. Car cela dépend trop de chaque prof.* »

« *Le fait d'allumer la caméra ne devrait pas être obliga-*

104. Karen Brandin, enseignante, docteur en théorie algébrique des nombres.

105. Citées dans le rapport de la défenseur des enfants « Rapport 2021 : Santé mentale des enfants : le droit au bien-être », Défenseur des Droits (defenseurdesdroits.fr) page 37 à 39

toire pendant les cours à distance (protection de la vie privée des enfants). »

« *Il faut permettre le maintien des liens familiaux des enfants avec leurs deux parents et leurs frères et sœurs.* »

En temps de « plandémie » Covid-19, la destruction massive de notre société occidentale, ce n'est pas une demi-gageure.

Et le dernier mot au « grand Patron », comme dit Karen : « *L'étudiant n'est pas un conteneur que vous devez remplir, mais une torche que vous devez allumer.* » (Einstein)

4.

La torture prolongée des enfants par le port du masque pour leur apprendre la soumission

Le port du masque chez les enfants sains à risque zéro de formes graves (et qui ne contaminent ni les adultes, ni les autres enfants), est une ineptie démontrée par toutes les études scientifiques qui ont analysé le sujet. Mais les nombreux articles parus dans des revues internationales et cités par des auteurs sérieux n'ont pas été entendues ni même probablement lues par nos dirigeants. De même, l'expérience de la Suède qui n'a pas fermé ses écoles ni imposé le port du masque et qui compte 25 % de moins de morts par million que nous n'a pas été prise en compte. Le port du masque chez les enfants n'a manifestement rien de sanitaire.

Mesure politique de conditionnement des masses physiquement et psychologiquement bloquante, la muselière est de plus extrêmement toxique sur le plan anatomique, infectieux, et scolaire. Elle saborde l'apprentissage et les rapports humains en désignant l'autre comme le danger.

> « *Dans la tribune de juin 21 publiée sur* France soir [106]*("Profs, élèves, parents, unissez-vous!"), il y avait une introduction plus généraliste avec ces visages tronqués que l'on reconstruit d'instinct, au hasard. Cela m'arrive régulièrement : je veux rattraper un élève qui a oublié sa calculatrice ou un stylo et comme il a enlevé son masque à l'extérieur de la structure, je ne le reconnais pas tout simplement. Cela m'est arrivé encore il y a 3 semaines avec un de mes terminales du samedi matin, G. C'est vraiment choquant.* »

En décembre 2021, un regard sur le réseau Sentinelles montre que l'épidémie est terminée, n'est plus à la rigueur qu'une épidémie de tests, témoin de l'angoisse générée par les médias au service du pouvoir. Sans hospitalisations, sans morts de Covid. On dénombrera plus tard les suicides, etc.

De nombreux spécialistes médecins, dentistes, mais aussi psychologues, enseignants, sociologues, orthophonistes, psychiatres, crient dans le désert leur désespoir de la souffrance infligée aux enfants pour RIEN, en tous cas rien de sanitaire. On peut déjà se demander le but réel de cette mise en condition des enfants à la soumission et l'obéissance à un acte illogique et médicalement inefficace. Enfin, on se le demande de moins en moins, tant

106. Auteur Karen Brandin.

la tentation totalitaire à la chinoise ressort des propos de nos dirigeants[107] ou de ceux qui espèrent les remplacer. La candidate LR qui se croit déjà élue nous prévient qu'elle prolongera le pass sanitaire au-delà de juillet et imposera la pseudo vaccination, injection expérimentale génique aux enfants. Beau programme qui a le mérite d'être clair.

Chaque jour ou presque, des professionnels de diverses spécialités appellent à la raison, insistant chacun sur les inconvénients spécifiques à leur domaine. Citons ce dentiste de La Baule[108] : le port du masque est néfaste pour les enfants !

« *Nous sommes passés en respiration buccale* »

Le Dr François Thibault souligne que « le port du masque rendu obligatoire dans de nombreuses situations de la vie courante a fortement perturbé notre respiration. Bien respirer pour alimenter notre corps et donc notre bouche en oxygène n'est plus une évidence. On ne le sait pas, mais beaucoup d'entre nous sommes passés en respiration buccale, le flux d'air étant insuffisant par des narines couvertes et les conséquences néfastes sont nombreuses. « *L'air n'est plus suffisamment réchauffé et dépoussiéré comme il doit l'être lors du passage normal dans les fosses nasales avant d'arriver aux poumons. Le sang chaud qui arrive du cerveau n'est plus refroidi au contact de cet air froid. Notre cerveau surchauffe et fatigue.* »

---

107. Les propos d'Emmanuel Macron annoncent une société de « protection » dont toutes les mesures annoncées ne sont que des mesures de surveillance et ceux de Castex, transformant le pass sanitaire en pass vaccinal.
108. « Un dentiste baulois interpelle l'Éducation nationale : le port du masque est néfaste pour les enfants ! » (Ker news)

Une dépression du système nerveux central

« *Nous nous auto-intoxiquons par le gaz carbonique que nous rejetons dans le masque. L'hypercapnie, terme scientifique qui désigne une trop forte concentration de CO2 dans le sang, constitue un vrai risque pour le cerveau qui consomme à lui seul 20 % de l'oxygène total qui rentre par les poumons. Les conséquences peuvent aussi conduire à une dépression du système nerveux central, une élévation de la fréquence cardiaque, des sautes d'humeur et de fatigue, des nausées, des vomissements, jusqu'à la perte de conscience. Comme les symptômes apparaissent plus rapidement avec l'effort physique, le port du masque est fortement déconseillé en courant, à vélo, ou toute autre activité sportive.* »

Instaurer au moins 2 pauses par jour de 10 minutes en extérieur

Le dentiste fait remarquer que la pause est plus facile pour les adultes qui peuvent sortir quelques mn, voire faire une pause cigarette. Les petits sont à la merci de leurs enseignants souvent plus terrorisés que nécessaire du fait de la propagande de leurs syndicats au service du pouvoir.

Ainsi, des enfants ont-ils été maltraités, accusés de « tuer » leurs amis ou leur famille s'ils ne respectaient pas cette aberrante mesure de conditionnement à la chinoise.

'L'élevage' des enfants à l'instar des régimes totalitaires nazis ou soviétiques commence par l'apprentissage de l'obéissance à n'importe quel ordre fou. L'important est qu'ils soient dressés à obéir sans réfléchir. Car chacun savait ou pouvait savoir que les enfants ne contaminent personne (sauf Jean Castex ?) et qu'en tout état de cause, le masque laisse passer ce petit virus malfaisant et super intelligent !

Les néfastes conséquences du port du masque chez l'enfant

Le dentiste de Vendée insiste : « *Par la respiration buccale, nous asséchons notre bouche et raréfions la salive protectrice des dents et des muqueuses.* »

Des conjonctivites rebelles à tout traitement se déclarent chez les porteurs de lunettes. L'air inspiré peut-être chargé de microscopiques fibres constituantes des masques dont le marquage « CE » ne garantit pas complètement l'innocuité à ce sujet, et qui viennent coloniser les alvéoles pulmonaires, portes ouvertes aux futurs problèmes respiratoires graves. » Le dentiste alerte sur les « *néfastes conséquences du port du masque dont on mesurera peut-être les conséquences dans quelques années, comme on l'a fait trop tard pour l'amiante* ».

Les orthophonistes insistent aussi sur le rôle physiologique de la respiration nasale interdite par le masque. Une « tendance à la respiration buccale » a été remarquée lors du port du masque.

> « *La respiration buccale pose de nombreux problèmes : abolition du rôle du nez dans le filtrage des virus et bactéries, sécheresse buccale, halitose (mauvaises odeurs) et caries, dysharmonie du développement de la mâchoire*

et du visage. Le nez a pour rôle de retenir grâce à ses "poils" une grande partie des particules nocives contenues dans l'air: poussières, virus, bactéries... Le fait que la bouche soit ouverte court-circuite le rôle de filtrage préventif du nez. »

Mais de plus, « *la respiration buccale a un retentissement sur la croissance de la sphère faciale. Lorsque la respiration est nasale (normale), la langue modèle l'arcade supérieure en y prenant une grande place. C'est ce qui permet une croissance harmonieuse de la face (palais large, dents alignées). Lorsque la respiration est buccale, la langue est positionnée sur le plancher de la bouche, elle ne joue pas son rôle d'expansion de l'arcade supérieure. Le palais reste étroit, les dents avancent, le visage grandit en longueur, les os et les muscles de la face se développent de façon disharmonieuse*[109]*. La sécheresse buccale entraîne une déshydratation des cordes vocales provoquant des hemmages (raclement de la gorge) et des tensions, crispation des muscles des organes phonateurs qui, à long terme, peuvent créer des nodules, voire des polypes et par conséquent une dysphonie. La désorganisation du mécanisme respiratoire peut entraîner un essoufflement et des forçages vocaux*[110] *débouchant également sur des dysphonies* ».

---

109. https://pubmed.ncbi.nlm.nih.gov/20129889/

110. http://chinois.discipline.ac-lille.fr/quoi-de-neuf/revue-de-presse/2020-11-mgen_livret_voixmasque_novembre2020-1

La liste des inconvénients du port du masque est longue, très longue

Il sera difficile de lister l'ensemble des conséquences néfastes du port du masque prolongé pour les enfants tant ils sont nombreux et que les articles appelant à refuser la muselière chez les petits se sont multipliés. En août 2020, nous écrivions « Le port obligatoire du masque pour les enfants, c'est de la maltraitance ! »[111] et démontrions qu'en l'absence de contamination notable des enfants et adultes par les enfants eux-mêmes déjà largement démontrée par la littérature internationale, le masque n'avait aucun intérêt et seulement de graves inconvénients. Ceux-ci se sont malheureusement confirmés à long terme, un an plus tard et malgré toutes ces mises en garde, y compris des pédiatres français,[112] le pouvoir l'impose dès la primaire et récidive en novembre 2021.

Les orthophonistes, premiers témoins des drames créés et/ou accentués par le port obligatoire de la muselière ont, une nouvelle fois crié au secours en novembre 21, dans un quasi désert[113] :

> « *Le port du masque n'est pas anodin chez les enfants. En effet, il impacte de manière non négligeable les apprentissages du langage, de la lecture, la construction*

111. « Le port obligatoire du masque pour les enfants, c'est de la maltraitance ! » (francesoir.fr)

112. https://www.ouest-france.fr/sante/virus/coronavirus/retour-du-masque-a-l-ecole-ca-n-a-pas-de-sens-juge-la-societe-francaise-de-pediatrie-80aaf1c6-3cb0-11ec-b2dd-875829662230

113. « L'appel des orthophonistes contre le retour du masque à l'école primaire », FigaroVox, tribune collective, 15 novembre 2021.

des émotions, les comportements des enfants mais aussi la vue ou encore le développement des fonctions oro-myo-faciales. »

L'impact du masque sur l'intelligibilité de la parole est important. L'enfant ne connaît pas toujours les termes utilisés, puisqu'il se trouve en plein apprentissage.

« *La présentation multisensorielle d'une information permet une meilleure identification de ce qui est dit et une meilleure rétention*[114]. *Le fait de ne pas voir la forme de la bouche a pour conséquence de rompre le feed-back autocorrectif enseignant/élève et de majorer les difficultés de mise en place des règles de correspondances phonèmes-graphèmes, avec un risque accru de confusions de sons.* »

L'apprentissage de la lecture fort perturbé

« *En CP/ CE1, au moment du début de la lecture, l'enseignant n'a aucun retour visuel sur la bouche de l'enfant qui est en train de lire des syllabes ou des petits mots et il va lui être difficile de s'apercevoir qu'il a bien dit "ba" et non "da" par exemple et de le corriger. La mémorisation grapho-phonémique se fait grâce à cet apprentissage qui est à la fois visuel (forme de la bouche/forme de la lettre), auditif (bruit de la lettre) et kinesthésique (ressenti corporel lors de la prononciation du phonème, sensation corporelle tronquée à cause du masque qui recouvre la bouche).*

En effet, certains sons sont extrêmement proches, ils

114. https://www.ncbi.nlm.nih.gov/pmc/articles/PMC4967384/

n'ont qu'un point d'articulation qui les sépare, par exemple le [b] et le [d] ont l'inconvénient d'être proches visuellement, c'est le même dessin inversé et auditivement, le [b] se fait avec le concours des lèvres fermées, le [d] avec les dents et les lèvres légèrement ouvertes. Nous avons donc un risque accru de retard pour les enfants présentant ou pas un trouble spécifique des apprentissages. En 2021, une étude a montré que les enfants qui possédaient une conscience phonologique fragile étaient aidés par la lecture labiale. La lecture labiale disparaissant sous le masque, l'écart de performances entre les forts et les faibles a augmenté[115]. »

Le port du masque diminue le niveau sonore de la voix

Autre inconvénient majeur constaté quotidiennement dans les tentatives d'échange avec les commerçants, mais aussi dans les amphithéâtres universitaires et dans les collèges et lycées, il nuit à l'apprentissage, particulièrement à l'âge de celui de la lecture.

Le masque induit une perte de 5 à 10 db du niveau sonore de la voix et donc son impact sur l'intelligibilité de la parole est notable, d'autant plus que l'enfant ne connaît pas toujours les termes utilisés puisqu'il se trouve en plein apprentissage. Il doit donc soutenir un effort d'écoute et d'attention plus important.

Dans la compréhension du langage oral, interfèrent d'autres paramètres comme la dépression qui impacte

115. https ://www. cairn. info/revue-l-annee-psychologique-2021-2-page-3. htm

l'attention, la mémoire et les fonctions exécutives (planification, flexibilité mentale). La présence du masque permanent rappelle en continu la situation anxiogène actuelle, d'où effets pervers par augmentation de l'agitation, baisse de la motivation et de la concentration.

Tous ces effets négatifs ont été décrits dans toutes les tranches d'âge, en particulier chez l'adolescent et le jeune adulte en début d'études universitaires : l'augmentation de la tristesse et de l'anxiété, entravant l'apprentissage, l'augmentation des décrochages scolaires allant jusqu'à la phobie scolaire.

Les troubles du sommeil, des conduites alimentaires, du transit, l'énurésie, l'apparition de céphalées, l'augmentation des tentatives de suicides chez les enfants[116] ont été repérés rapidement dès le premier confinement et ont été pérennisés et entretenus par les mesures coercitives alternées, les discours contradictoires entrainant de la dissonance cognitive généralisée et de l'angoisse voire de la dépression chez toutes les couches de la société quel que soit l'âge, des vieillards aux bébés perméables, éponges des adultes qui les entourent.

Le port du masque impacte également le développement physiologique des enfants

« A un âge où la plasticité cérébrale est propice aux apprentissages, le port du masque en cachant une partie du visage empêche l'enfant d'élaborer des liens entre les mimiques et les émotions. »

116. https://www.mediscoop.net/neurologie/index.php?pageID

Le langage non verbal

Passionne les journalistes tout au long de l'année qui y consacrent des émissions entières pour décoder les convictions réelles des politiques. Et brutalement il n'existerait plus ou serait négligeable ? Comment le pouvoir coercitif peut-il sous-estimer l'importance de la capacité des enfants (mais aussi des adultes) à décoder, classifier les émotions des personnes avec lesquelles ils tentent d'échanger et singulièrement leurs camarades devenus en partie des étrangers au moins affectifs, par le regard, l'observation de la gestuelle globale, mais aussi les infimes modifications des moues de la bouche ?

Diminution brutale de la capacité à reconnaître et à classifier les émotions de leurs camarades, diminution des capacités de décodage du langage non-verbal, difficulté supplémentaire pour l'enseignant à percevoir et à interpréter les émotions des enfants et par conséquent à ajuster et adapter son discours. Combien d'enseignants ont avoué ne pas « reconnaitre » leurs élèves après trois mois de cours et de respect scrupuleux de la plus absurde des « prescriptions » des docteurs Macron et Castex ?

Tous ces inconvénients conduisent à des troubles du comportement et à des pathologies psychiques de gravité variable, tant chez les enfants que chez les enseignants. La sidération et l'hypnose de l'ensemble de la société, via un message unique répété mille fois dans la journée par toutes les sources, peuvent seulement expliquer que les familles, les enseignants et leurs syndicats aient livré depuis tant de mois les enfants à la destruction mentale, affective, cognitive de toute une génération.

Que dire des enfants plus ou moins mal voyants ?

La buée sur les verres de lunettes ! Problème récurrent dans les supermarchés où les vigiles robotisés n'ont cure de l'impossibilité de garder les lunettes pour voir les prix ou la qualité des produits. Société soumise et aveuglée, aveugle…

Le port du masque rend difficile le port des lunettes à cause de la buée, et conduit parfois à l'abandon des lunettes, et parfois à la dégradation des troubles visuels existants. « *Le masque implique également une diminution du champ visuel, ce qui est un réel problème pour les enfants qui font des allers-retours incessants entre le plan horizontal où se trouvent leur cahier et le plan vertical du tableau* ». Comment ont été pesés ces drames quotidiens avant l'annonce triomphale d'un retour au masque en primaire par le premier ministre en début décembre 2021 ? Pourtant, les études multiples existent…

La quantité « négligeable » des petits troubles qui pourrissent la vie

Quant aux « petits » troubles, ils sont classés supportables ou négligeables par les adultes soumis, dont beaucoup trop de parents). Citons entre autres l'irritation cutanée du visage, du menton devenus rouges parfois cramoisis, le muguet buccal, la gêne respiratoire discrète ou handicapante (et pour laquelle les certificats médicaux sont refusés dans les faits), les maux de tête, l'irritation oculaire, voire l'inflammation et l'infection. Ils sont considérés comme négligeables et en tous cas négligés au sens fort psychique du terme, par les membres de la secte Covid qui interdisent toute critique des décisions autoritaires des pouvoirs en place. La critique devient interdite, qualifiée de complotiste et quasi « blasphématoire ».

L'argument du « silence » des enfants sur le port du masque qui ne se plaindraient pas, zappe complètement la sidération des enfants et l'impossibilité d'émettre toute critique sans se sentir chassés du groupe, ce qui est particulièrement fondamental chez les jeunes.

Ces « petits inconvénients » entraînent évidemment une plus grande distraction et fatigabilité qui diminuent la concentration. Le gamin qui ne voit rien, celui qui se gratte en permanence le menton, celui qui n'arrive pas à respirer, mais se fait tancer par son enseignant s'il baisse son masque sous le nez, avec « mots » dans le carnet de correspondance pour les parents, celui dont l'œil le démange, celui qui baisse et remonte son masque vingt fois dans l'heure, etc...

« *Tous ces désagréments rendent difficiles les apprentissages scolaires. Ils entraînent une fatigue cognitive, auditive, visuelle, vocale, etc. ; induisant une baisse de la concentration, mais aussi une baisse de la participation orale et des interactions sociales, car ces dernières deviennent plus coûteuses en effort* », concluent les orthophonistes.

Combien de tomes consacrés à la maltraitance des enfants via le masque entre autres (mais aussi la distance à respecter dans certaines écoles, l'interdiction de se prendre dans les bras ou de s'embrasser, etc.) faudra-t-il pour rappeler aux générations suivantes, l'incroyable banalité du mal et la perversion apparemment cachée de certaines personnes supposées « normales » qui renaissent à toute vitesse dès que l'ambiance s'y prête ?

Le port du masque doit être prohibé chez l'enfant et l'adolescent. Certes, les enfants vivent et progressent malgré les difficultés, « *mais chaque entrave à leur développement a un coût, que ce soit en termes de retard, de secteurs délaissés ou de poids émotionnel. Ne confondons pas adaptation et résilience* » (Boris Cyrulnik).

Les enfants ne doivent pas être sacrifiés aux angoisses des adultes qui devraient les protéger au lieu de s'en servir pour se rassurer ! Il faut les laisser évoluer librement tant à l'intérieur qu'à l'extérieur et multiplier les contacts directs, physiques avec leurs amis et camarades afin de se forger une carapace sociale. L'ordinateur et le portable ne remplacent en aucun cas les parties de foot dehors avec les copains et les « anniversaires », le partage de gâteaux et d'émotions, les bagarres de cour d'école. Laissez-les vivre, laissez-les tranquilles, ils sont innocents du Covid.

Les bébés et les adultes masqués : aberration, ignominie, monstruosité

Les bébés recueillis par des loups parlent le langage du loup. Que parlera le bébé d'une femme sans visage ?

Nous ne saurions conclure sans évoquer le drame qui se joue chez les bébés, pour lesquels les appels trop rares à réflexion sont eux aussi tombés dans le gouffre de l'indifférence faite aux enfants, dans notre société de pain et de jeux. Nous avons fustigé pendant les années soixante le traitement de nourrissons enserrés dans leurs langes depuis des générations, mais retombons dans la maltraitance extrême en les privant des visages de leur mère et de leurs nurses.

> *« A quoi sont confrontés nos bébés depuis plus de neuf mois ? Un monde refermé sur la famille nucléaire, sur le domicile et le lieu de garde. Ils y observent des adultes qui n›ont que des yeux et une voix étouffée par le masque. Comment élaborer sur ses émotions ? Comment exprimer le nuancier subtil des intentions relationnelles sans le visage entier ? Le masque engendre une gêne pour l'adulte, c'est une charge mentale insidieuse pour le bébé. Cela fera bientôt un an, un temps considérable à la mesure de leur jeune existence, un temps infini dans les conséquences possibles sur leur développement. »*

Nous relatons ici le message inquiet de Boris Cyrulnik et de professionnels de l'enfance, pédiatres, orthophonistes, etc.[117]

La catastrophe a été annoncée et étudiée par les Chinois à la suite de la pandémie de SRAS en 2003 (publiée en juin 2020). Là encore « on savait », ils savaient !

L'étude porte sur les effets délétères de la pandémie de SRAS de 2003 sur le développement auprès de 15 000 enfants âgés de 0 à 15 ans. Leur objectif est prophylactique, afin que la pandémie de Covid-19 n'entraîne pas les mêmes dégâts, à savoir :

- des retards langagiers, moteurs et sociaux notables, et

---

117. « Les bébés face aux masques : chronique d›une catastrophe annoncée » (lefigaro.fr)

même une réduction des courbes de poids, en particulier chez les plus jeunes enfants (moins de 4 ans) ;

- les principales causes soulignées sont : « *les changements de comportement (port de masques, quarantaines et activité extérieure réduite) [qui] peuvent affecter les fonctions physiologiques et psychosociales des enfants* », en particulier « *les masques nuisent à la communication non verbale entre les enfants et les adultes, favorisant les impacts psychosociaux en affaiblissant les liens sociaux et cognitifs* ».

« *Les impacts à long terme* [de la Covid-19] *sur le développement de l'enfant n'ont pas encore été signalés en raison du décalage entre les résultats et l'exposition. Cependant, selon les données de la pandémie de SRAS, il est plausible que des impacts sur la croissance de l'enfant et le développement cognitif et physiologique puissent survenir* ».

En janvier 2021, l'Université de Grenoble donne les résultats d'une enquête réalisée auprès de 600 professionnels de la petite enfance sur les effets du port du masque et des nouvelles modalités d'accueil depuis le premier confinement.

Les interactions langagières sont plus pauvres : « *les observations confirment les craintes des professionnels sur l'impact du port du masque sur l'acquisition du langage, particulièrement visible avec les enfants de 18 mois qui, faute de saisir les paroles et de savoir qui s'adresse à eux, se désintéressent de ce qui leur est dit* ».

Les professionnels sont très nombreux à « *noter des attitudes socioaffectives altérées : pleurs, anxiété et tentatives de retirer le masque de l'adulte ou au contraire des réactions de peur face au visage démasqué, et des difficultés à déclencher le sourire réponse.* »

Les professionnels déplorent des conditions de travail délabrées.

On ne peut que s'étonner que le pouvoir ait choisi cette période infernale pour lancer un nouveau cheval de bataille: « Les 1000 premiers jours ». Est-ce dans la ligne orwellienne et l'inversion des sens, la guerre, c'est la paix etc... Toujours est-il que dans le rapport fourni au gouvernement à ce sujet, on peut lire:

> « *L'interaction de l'enfant avec les personnes et le monde qui l'entourent favorise son développement cognitif et affectif [...];*
> « *Un mode de vie et un environnement sain posent les fondements d›une meilleure santé tout au long de la vie et d›un meilleur développement de l›enfant [...];*
> « *Ce discours de santé publique doit s›incarner dans l›organisation des lieux fréquentés par les enfants [...];*
> « *La qualité de l'accueil dans la petite enfance [est] associée à la performance cognitive, aux compétences langagières et à la réussite scolaire.* »

Ironie volontaire ou inconsciente?

5.

Le drame du pass sanitaire chez l'enfant et ses conséquences psychologiques et humaines à long terme

Qu'est-ce que le pass sanitaire ?[118]

Un rappel nauséabond de l'Occupation. Pour ceux qui y auraient échappé, se terrant dans leurs pénates et sortant le moins possible, évitant les lieux exigeants ce document honteux, quelques indices.

Qui peut croire que le métro tassé à Châtelet (autorisé) le vendredi soir est moins dangereux que la fréquentation d'une bibliothèque peu fréquentée interdite sans pass ? Orwell oblige et l'inversion des valeurs s'impose.

Ces explications aussi pour ceux qui liront par hasard ce livre dans quelques années et qui essayeront de comprendre comment on a pu laisser s'installer cette folie. A

118. D'après l'avocat David Guyon.

moins que les quelques milliardaires mondialistes aient réussi à faire sombrer notre pays dans le modèle sociétal chinois selon Schwab, et le nouveau contrat social dont rêvent le ministre Véran et d'autres *young leaders* franco-chinois, contrat basé sur l'obéissance aveugle et la négation des droits de l'homme. Mais espérons que le peuple souverain se réveille.

> « *Aux droits naturels, inaliénables et sacrés de l'Homme sacralisés par le préambule de la Déclaration des droits de l'homme et du citoyen, ont été substitués des droits conditionnels et temporaires du peuple français.*
> *Le pass sanitaire est un outil juridique crée par le décret du 7 juin 2021 permettant au Premier ministre de limiter l'accès à certains lieux, établissements, services ou événements où sont exercées un certain nombre d'activités listées par décret.* »

Il est cocasse de lire que le pass traduit dans la pratique quotidienne l'obligation juridique d'une personne à justifier de sa pseudo vaccination ou de sa non-contamination à la Covid-19 afin de pouvoir accéder à un service, établissement, lieu ou évènement. Or, il est bien démontré depuis au moins l'été 2021 que les personnes injectées sont souvent contaminées et contaminantes, comme la pratique de tests le démontrent clairement. **Il s'agit donc de toute évidence d'une mesure politique et non sanitaire.**

L'article 2-2 du décret du 1er juin 2021 liste les trois possibilités permettant de disposer d'un pass sanitaire :

un examen de dépistage RT-PCR, un test antigénique ou un autotest réalisé sous la supervision d'un des professionnels de santé ; un schéma vaccinal complet (dont la définition varie très vite) ; un certificat de rétablissement à la suite d'une contamination par la Covid-19 délivré sur présentation d'un résultat positif à un test PCR ou antigénique réalisé plus de onze jours et moins de six mois auparavant.

La loi du 5 août 2021 a étendu l'application de cet outil jusqu'au 15 novembre 2021 et celle du 10 novembre 2021 jusqu'au 31 juillet 2021. Et le gouvernement menace d'offrir aux Français le pass vaccinal en cadeau de Noël…

Le pass permet-il de limiter la propagation de la maladie ? Était-ce son but ?

Les preuves innombrables, reconnues par tous, démontrent qu'un « vacciné », quel que soit le nombre de doses reçues, peut contaminer autrui (injecté ou non injecté). Mélanger dans un endroit des « vaccinés » contaminateurs possibles et non testés et des personnes saines entraîne un risque réel de contaminer ces dernières par les vaccinés, comme l'ont démontré les concerts tests réalisés en juillet en Catalogne et aux Pays-Bas et de multiples clusters depuis des mois.

Dans tous les pays qui l'ont imposé au niveau national, le pass s'est révélé incapable de limiter la propagation (et l'a peut-être même augmentée) : en Autriche, le nombre de contaminations journalières est passé d'une centaine de cas en juin (avant le pass) à plus de 15 000 cas le 19

11 (record absolu depuis le début de l'épidémie) et en France de 1000 avant le pass à plus de 65 000 le 15 décembre.

Le pass est une incitation avouée à la pseudo-vaccination, une extorsion de consentement bientôt appliqué aux enfants. Le but réel du pass n'a jamais été de limiter le risque de propagation, comme l'avoue maintenant le président du Conseil scientifique, mais de constituer une incitation forte à l'injection (il devrait plutôt dire un chantage brutal). De fait, une extorsion de consentement non éclairé.

Ce pass sanitaire s'applique depuis le 30 septembre 2021 à toute personne de plus de 12 ans. Le champ d'application de ce dernier est fixé à l'article 47-1 du décret du 1er juin 2021 et pourrait s'élargir en fonction des réactions des Français.

Cet article prévoit une exception pour les établissements scolaires. En d'autres termes, les écoles, collèges, lycées et universités ne sont pas soumis à pass sanitaire.

Dans son considérant 14, le Conseil d'État rappelle que le pass sanitaire n'est pas exigé pour les groupes scolaires et périscolaires, dont les associations sportives scolaires constituent une composante de l'éducation physique et sportive.

Ainsi, le Conseil d'État prend le soin de préciser que le pass sanitaire ne peut être exigé dans le cadre de ces activités scolaires et périscolaires, quand bien même ces activités se réalisent dans un lieu distinct matériellement des établissements scolaires où ces derniers voient leurs activités habituelles soumises à pass sanitaire. Le Conseil d'État cite notamment les piscines, gymnases, stades et conservatoires.

Dans ces conditions, des activités sportives réalisées dans le cadre scolaire, dont notamment les activités de sport étude ne sont pas soumises à pass sanitaire. Idem pour les sorties scolaires ou périscolaires pour lesquelles par principe le pass n'est pas exigé.

L'application d'un pass sanitaire à l'égard de ses élèves constitue un délit puni d'un an d'emprisonnement et de 4 000 euros d'amende (article 1er D) de la loi du 31 mai 2021.

En revanche, pour la formation et l'apprentissage des élèves s'effectuant dans une structure où les professionnels sont tenus de détenir le pass sanitaire ou sont soumis à l'obligation vaccinale, les élèves sont également soumis à cette obligation. Tout simple ; comme d'habitude.

La honte du pass chez le jeune enfant

> « *Avec la généralisation envisagée de la vaccination des enfants, le président du Conseil scientifique Jean-François Delfraissy s'est exprimé pour le moment contre l'idée d'un pass sanitaire des 5-11 ans. "Si l'indication de vaccination chez l'enfant est retenue, le conseil scientifique souhaite qu'elle ne soit pas obligatoire et qu'elle ne fasse pas l'objet d'un pass sanitaire enfant", a-t-il déclaré au Sénat ce 8 décembre.*
>
> En France, "les pédiatres sont pour le moins mitigés sur cette indication", affirme J-F Delfraissy. Ces derniers attendent les premières données de toxicité ou

d'effets secondaires observées aux États-Unis où la vaccination de 4 millions d'enfants a déjà eu lieu. "Il y a aura une réponse dans les trois semaines".
Depuis le 30 septembre, le pass sanitaire s'applique également aux mineurs de 12 à 17 ans. Les adolescents âgés de 12 ans et 2 mois à 17 ans doivent être munis du pass sanitaire, au même titre que leurs aînés, pour se rendre au restaurant, au cinéma, mais aussi à leur cours de basket, gym ou natation, dans le cadre d'activités de loisirs extra-scolaires. Les mineurs ne sont pas encore conditionnés à la dose de rappel. »[119]

Vous avez bien compris, le basket à l'école sans pass, mais le soir avec son club éventuellement dans les mêmes locaux avec pass ou à la porte. Castaner a dit qu'il fallait pourrir la vie des non injectés avec l'accord du président et du Premier ministre. La réalité est bien là, aggravant un peu plus la dissonance cognitive qui permet de rendre les personnes, dont les enfants décérébrés, donc obéissants.

L'application du pass sanitaire aux enfants

« *Les parents boivent, les enfants trinquent.* » L'avocat D. Guyon souligne fort justement les implications particulièrement graves pour les enfants des décisions parentales, quant au pass sanitaire.

Avant même l'obligation de ce sésame, héritage des années 40, pour les petits, certains parents ont cédé à la

119. « Pass sanitaire : le conseil scientifique ne veut pas d›un pass enfant » (internaute.com)

pseudo vaccination « pour être tranquilles », partir en vacances, aller au restaurant, sous-estimant largement les risques immédiats et plus tardifs, voire très retardés des injections expérimentales, sans aucun recul (niés trop longtemps par les médias mainstream dont le mensonge est la marque de fonctionnement).

Les parents soumis ont de plus sous-estimé le modèle de vie donné à leurs enfants dans cette situation dramatique. Céder à une injonction aussi grave pour des loisirs est un exemple aux conséquences non négligeables. Vivre pour le plaisir immédiat sans peser les risques à long terme n'est pas anodin.

Cependant, les soignants et pompiers soumis à l'obligation vaccinale qui ont cédé, relèvent d'un autre débat et probablement que bon nombre d'entre eux auront pris le temps d'expliquer le dilemme grave dans lequel ils sont enfermés (salaire, loyer, traites). Leçon de vie de guerre…

D'ailleurs, de nombreux soignants, pompiers injectés « de force » pour garder leur emploi, refusent bien souvent de se servir de ce laissez-passer honteux pour des sorties non indispensables pour résister, tant que faire se peut, à cette mise en condition.

Le consentement extorqué de l'injection et la banalisation du geste « que tout le monde fait »

Rappelons-nous toujours de la prescription banalisée de la pilule anti-vomissement et fausses couches, le Distilbène initialement bien toléré par les femmes enceintes et dont les filles sont souvent stériles et les petits-enfants atteints de troubles psychiatriques de gravité variable. Jouer avec le feu et se prendre pour Dieu ou jouer à Mephisto n'est pas évident, mais ce jeu enivre nos dirigeants.

Bingo. Les enfants trinquent !

> *« Nous pouvions lire ceci dans les campagnes publicitaires contre l'alcoolisme. Aux mêmes maux les mêmes remèdes. La peur de leurs ainés conduit ces petits êtres à subir avec une plus grande rigueur les mesures sanitaires ».*[120]

L'avocat est choqué à juste raison. Alors que les images de fête élyséenne et ministérielle sans masque (sauf les serviteurs bloqués en fond de salle) se multiplient, l'intransigeance vis-à-vis des gueux se poursuit, dévoilant jour après jour les véritables intentions du pouvoir.

> *« Après avoir vu, le 16 novembre 2021, le Premier ministre bafouer allègrement les gestes barrières lors d'une visite au congrès de l'Association des Maires de France, l'ironie de l'histoire a voulu que le même jour, le Conseil d'État rejette le recours intenté par plusieurs parents demandant l'exemption du port du masque pour les enfants disposant d'une contre-indication médicale ».*[121]

L'histoire jugera ! On plaidera l'humanité et la faillibilité pour les premiers, l'adaptabilité pour les seconds.

---

120. « L›application du pass sanitaire aux enfants », par David Guyon, avocat. (village-justice.com)
121. Conseil d'État, 16 novembre 2021, n°457687.

> *« Cette ordonnance rendue en matière de référé suspension fait suite à un recours engagé par l'association Enfance et Libertés ayant permis de sélectionner un panel représentatif de parents d'enfants soumis au port du masque, au pass sanitaire et à l'éviction des seuls élèves non vaccinés en application du cadre sanitaire de février 2021. »*

Quels dangers engendre le pass sanitaire pour les enfants ?

> *« Les enfants peuvent échapper aux restrictions de libertés imposées par le pass sanitaire dans le cadre du sanctuaire que doit représenter l'Éducation nationale. L'ordonnance rendue par le Conseil d'État doit pouvoir permettre aux parents de rappeler ces obligations à tous les établissements scolaires souhaitant étendre au-delà des textes son application. »*

Discrimination, inégalité, viol de l'état de droit deviennent le quotidien des enfants. Quelle éducation ?

Les enfants soumis au pass sanitaire dans le cadre de leur formation professionnelle sont soumis à une pression plus importante que ceux qui ont choisi d'accepter la vaccination. La confusion organisée se poursuit : retrait du port du masque dans les écoles en octobre 2021, puis rétablissement en novembre 2021.

La honteuse propagande pour la vaccination, y compris sur des écrans géants dans les préaux des lycées et le conditionnement lié au pass. Pour quelle liberté ?

L'incitation à l'injection mise en œuvre à travers un martelage systématique, comme « sésame pour retrouver la liberté », ajouté à la pression sociale d'être une personne non vaccinée, conduira les enfants sacrifiés à accepter l'inacceptable, de la mise en condition par le port du masque puis du pass enfin à la vaccination et ensuite à la banalisation de toutes les mesures coercitives, élargissant la notion de pass à de nombreuses situations non sanitaires, comme la surveillance de leur respect de mesures dites environnementales, ou du paiement de vos amendes. Le projet en cours de réalisation est maintenant clair. Aux peuples de choisir s'ils se soumettent ou non.

On aura tenté d'inculquer aux jeunes par un conditionnement quotidien « *que leur corps ne leur appartient pas, que leur esprit critique doit être annihilé, que la liberté est conditionnelle et temporaire, que la discrimination peut être un mode de gouvernement.* » Ce mode d'éducation rappelle tragiquement les heures sinistres des régimes totalitaires sous Hitler, Mussolini, Staline et malheureusement beaucoup d'autres.

« Que nos enfants nous pardonnent, car nous ne savons pas ce que nous faisons ! Il viendra un temps où c'est nous qui trinquerons », conclut l'avocat David Guyon.

6.

Les conséquences psychiques des mesures liberticides imposées sous prétexte de Covid

« *Celui qui contrôle la peur des gens devient le maître de leurs âmes.* »

La santé mentale des enfants est fortement perturbée par la crise sanitaire à court terme et le sera à long terme. Les effets dévastateurs ont été signalés dès les premiers jours du confinement initial en mars 2020. Mais les Français hypnotisés par le matraquage médiatique pluriquotidien n'ont pas entendu les appels au secours très précoces des pédopsychiatres. La situation s'est embourbée jusqu'à l'état catastrophique actuel, non pris en compte par les dirigeants (en dehors d'une consultation de psychologue remboursée !), entretenue par les messages alarmants quotidiens du porte-parole de l'Élysée ou d'autres responsables politiques.

Les « effets dévastateurs » de la crise sanitaire sur la santé mentale des enfants[122] sont innombrables : stress important, syndrome psycho-traumatique brutal (trois jours avant le premier confinement le président conseillait d'aller au théâtre et de vivre normalement).

La rumination mentale focalisée sur la situation anxiogène altère le bon sens et renferme la personne sur elle-même. La palette de symptômes de la sphère psychiatrique a été déclinée chez l'enfant aussi bien que chez l'adulte, pendant cette crise, d'autant que pour maintenir la population en état de soumission, le pouvoir continue de passer des messages catastrophiques (fallacieux), comme en ce mois de décembre 2021 à propos de ce variant Omicron contagieux et tout à fait bénin, mais présenté comme le monstre du Lochness qui devrait apporter une sixième vague en janvier, alors que la cinquième reste bien cachée, ne serait-ce qu'aux yeux du Réseau Sentinelle et Santé France. Il faut bien convaincre de l'existence d'une menace imminente pour tenter d'imposer l'injection aux plus petits, dernière cible avant les nourrissons.

Angoisses, addictions aux écrans, impact sur la capacité d'apprentissage, phobies scolaires, perte de repères et de confiance en l'adulte, violences, tout y passe :

> « *Avec l'apparition de la Covid-19, la population a été massivement confrontée à la mort, dans les médias, mais aussi dans la sphère intime, alors même que le*

---

122. https://www.defenseurdesdroits.fr/fr/rapports-annuels/2021/11/rapport-annuel-enfant-sante-mentale-le-droit-au-bien-etre

deuil était rendu plus difficile par les restrictions. »[123]
« Pour les enfants, le fait d'être désignés comme des vecteurs de contagion, « contaminant leurs grands-parents » sans le savoir, a été un autre traumatisme. »

Particulièrement choquant, scandaleux, puisqu'on a su très vite dès février 2020, que contrairement aux épidémies de grippe habituelle, les enfants ne transmettaient pas le virus, ni aux enfants ni aux adultes et ne présentaient pas de formes graves. On savait d'emblée – l'expérience suédoise l'a amplement confirmé – qu'il n'y avait aucune raison sanitaire de fermer les écoles, aucune de les accuser de tuer leurs grands-parents[124], aucune de leur faire porter un masque, source de multiples effets toxiques sur tous les plans[125], à commencer par la perte de la liberté de parler et donc de penser.

Les autorités françaises ont délibérément choisi d'accroître la panique et singulièrement chez les enseignants pourtant les moins exposés, accusant les enfants innocents du Covid, et menaçant leur avenir, dans le but de poursuivre leur scénario selon Schwab[126] et le forum de Davos, de mise en condition d'un contrôle social à la chinoise de la population. Sur le plan médical, ils ont disposé très vite de toutes les informations, démontrant ainsi que le problème n'a jamais été sanitaire, mais bien politique.

123. T. Fedrigo, chef du pôle de psychiatrie de l'enfant-adolescent, Nancy.
124. Scandaleux clip vidéo sur tous nos médias, mensonger et dangereux, payé par nos impôts !
125. Cf. chapitre dédié.
126. Lire Klaus Schwab, La grande réinitialisation (2020), avec Thierry Malleret. Il n'y a pas de complot, tout est écrit.

Depuis le début de la pandémie, les hospitalisations en psychiatrie d'enfants de moins de 15 ans ont augmenté de 80 % et le nombre de tentatives de suicide a doublé en France :

> « *En instaurant un repli vers l'intérieur, les mesures de distanciation sociale n'ont pas seulement créé un phénomène de désocialisation. Elles ont supprimé la soupape de décompression que constitue le monde extérieur, augmentant par suite les troubles psychiques* ».

Le premier confinement a conduit à une hausse générale des syndromes dépressifs et à un doublement chez les 15-24 ans (10 % d'entre eux en 2019 contre plus de 20 % en 2020). Dans la population en général, y compris chez les plus jeunes, l'altération de l'humeur s'est généralisée, allant jusqu'à *l'abattement le plus profond.* Les troubles anxieux ont augmenté, en particulier les phobies sociales de toutes sortes « syndrome de la cabane » ; les phobies scolaires se sont multipliées.

Pour tous les enfants et encore plus pour les adolescents, les temps de confinement ont aggravé les risques d'addictions, du fait d'une consommation accrue d'écrans, de substances psychoactives ou au contraire d'un sevrage forcé faute de substances disponibles. L'apparition de l'apéro zoom a constitué une nouvelle addiction.

Le port du masque, dissimulant la bouche et le nez, des adultes aux enfants, est considéré de façon quasi-unanime comme source de troubles du développement, à tous les âges de la crèche à l'université, affectant au maximum les enfants hébergés en établissement dont les professionnels sont masqués en continu (aberration totale), sans fenêtre de vie d'apparence plus normale quelques heures au domicile (cf. chapitre dédié).

Certains enfants ont été privés de ces moments de liberté au foyer par des parents tellement stressés qu'ils ont imposé le masque permanent contre toute logique respiratoire, voire la nuit ! Quelle aberration sanitaire, démontrant bien que l'objectif est la modification du rapport à l'autre, l'entrainement à la soumission constante. Que ne nous a-t-on pas raconté tout au long de l'année l'exemple chinois où le masque ne gênerait personne. Que nenni, et l'absence de liberté non plus. Le modèle des dirigeants qui ne s'en sont pas cachés !

La crise sanitaire a agi, de plus, comme un amplificateur des inégalités sociales et frappé plus durement les familles les moins privilégiées, plus vulnérables (jeunes, femmes, familles monoparentales, précaires, etc.) davantage exposés au risque de dégradation de leur situation financière, voire de basculement dans la précarité, et en conséquence à l'augmentation des troubles psychiques[127].

Pour les enfants les moins favorisés, plus encore que pour les autres, les confinements successifs ont pu se traduire par des retards importants, parfois irréversibles dans l'apprentissage. Le matériel informatique absent ou peu adapté, la mauvaise connexion internet, au pire absente,

127. Direction de la recherche, des études, de l'évaluation et des statistiques (DREES), « Confinement du printemps 2020 : une hausse des syndromes dépressifs, surtout chez les 15-24 ans », 2021.

l'absence d'accompagnement au foyer [128] ont été des facteurs de difficulté permanents. La promiscuité entre les membres de la famille a été objet de souffrance, d'autant plus que les appartements étaient réduits.

Les enfants et familles habituellement accompagnés par divers services médicaux sociaux se sont sentis abandonnés, devant leur fermeture brutale (et sans raisons sanitaires), la disparition de toutes les associations de soutien habituellement omniprésentes, aggravant encore l'angoisse et le sentiment général d'abandon et d'isolement.

En conséquence globale, les troubles psychiatriques se multiplient et s'aggravent avec les mois, aboutissant à une demande de prise en charge spécialisée bien supérieure aux possibilités d'accueil dans ce secteur maltraité depuis des décennies, y compris en termes de lits. La psychiatrie avec la maternité furent les premiers secteurs médicaux mis à mal par la fermeture drastique de nombreux services dès avant la fin du vingtième siècle, transformant bon nombre de malades psychiatriques en SDF, puis en prisonniers à la suite de délits plus ou moins graves. La poursuite régulière de fermetures de lits, y compris en cette année 2020, rend la situation plus que critique.

> « *À la clinique psychiatrique, les entrées et sorties se succèdent à un rythme effréné depuis le début de la crise sanitaire. Ce jour-là, T. vient consulter pour la première fois. Le jeune garçon, âgé de 11 ans, a sombré*

128. Rapport 2021 : Santé mentale des enfants: le droit au bien-être - Défenseur des Droits (defenseurdesdroits.fr)

> *dans la dépression après le premier confinement. Il a mal vécu la vie familiale en vase clos et l'école à la maison. Le jeune garçon a tenté de mettre fin à ses jours en se coupant au niveau des poignets et a menacé de se défenestrer.*[129] [...] *Aujourd'hui, on a de plus en plus de jeunes de l'âge de T. qui présentent des passages à l'acte, des idées suicidaires.* »

Il y a un mois d'attente en moyenne pour obtenir une place dans cette clinique qui accueille les enfants de 8 à 15 ans. Ici, les patients souffrent de dépression, de troubles alimentaires ou d'attaque de panique, pathologies en très forte augmentation depuis le début de la pandémie. « *Ma mère... Enfin, c'est assez stressant quand même parce qu'elle est très à cheval sur le Covid. Du coup, quand on est à la maison, on ne peut pas se faire de câlins. On doit désinfecter toutes les courses. On ne fait plus rien, quoi, et je ne peux plus inviter d'amis à la maison. J'essaie de ne pas trop voir de personnes. Parce que, du coup, ça fait un an qu'on fait attention, et si on l'attrape, bah... on culpabilise un peu* », explique une adolescente.

Toutes les sources de tension se répercutent chez l'enfant, véritable éponge selon Catherine Zitoun[130]. Chez certains enfants, cette anxiété peut se manifester par une augmentation de la violence. La tension va se transformer en colère. Il va s'énerver contre ses parents, son entourage, frapper...

129. « La détresse psychologique des enfants à l›épreuve du Covid », LCI.
130. « Covid, et après? « Je suis des enfants qui ont peur de respirer, de toucher, d'avaler leur salive » », LCI.

Les psychiatres ont observé une augmentation des troubles phobiques et obsessionnels. « *Je suis des enfants qui ont peur de respirer, de toucher, d'avaler leur salive* ». Un psychiatre explique que ces troubles surviennent sur « des constitutions névrotiques latentes », qui surgissent à l'occasion de la crise. Ces névroses sous-jacentes s'expriment par des signes en rapport avec la peur de la contamination.

L'apparition terrible de suicides chez les moins de dix ans

L'augmentation des troubles anxio-dépressifs chez les enfants à partir de 8-10 ans est décrite par tous les services de psychiatrie de France et de Navarre et des autres pays occidentaux qui se sont soumis au diktat de l'OMS.

Tentatives de suicide, passages aux urgences, tout venant, ou psychiatriques, troubles du comportement alimentaire, abus d'alcool chez les très jeunes, et addictions aux écrans se sont multipliés. Les crises intrafamiliales induites par la promiscuité permanente ont engendré violences conjugales, mais aussi violences des enfants sur les parents et inversement.

Les troubles psychiatriques induits chez les bébés

Ils seront probablement sujets d'études innombrables dans les décennies à venir, tant le retentissement de l'état psychologique de la mère angoissée, renfermée, terrorisée, de la maman gestante, à la mère du petit nourrisson puis du bébé, sera probablement très important.

Les plus petits, passés souvent inaperçus dans les récits et analyses des confinements et des mois d'alternance de petites libérations et de nouvelles rétorsions, sont sûrement très impactés par ce vécu très anormal et pathologique familial et extérieur. Le neuro-développement des tout-petits va nécessairement être impacté. Quelle image de l'autre, sans nez, ni bouche va-t-il se construire (comme les desseins des plus âgés de six ans le laissent craindre) ?[131] Qu'est-ce qu'un humain ?

> « *Le manque de contacts physiques liés à la période est inquiétant pour les bébés. Ceux-ci se constituent une image de leur corps grâce, notamment, au « portage » et à la « manipulation » par l'autre, ce que le pédiatre anglais Donald Winnicott nomme le « holding » et le « handling ». C'est à force d'être portés et touchés qu'ils vont connaître, sans même y réfléchir, l'emplacement de leurs pieds, ou encore de leur centre de gravité. En ayant moins d'interactions physiques, le bébé repèrera plus difficilement ses limites corporelles. On ne peut pas encore dire aujourd'hui quelles seront les répercussions sur l'image inconsciente du corps et sur la constitution de l'être psycho-corporel, mais on les craint. Il faut porter les enfants, leur faire des papouilles, jouer avec eux. C'est une nécessité pour eux au même titre que boire, manger et dormir.* »

131. Ibid. 130.

Les bébés privés de câlins !

De quels cerveaux psychotiques d'énarques anaffectifs a-t-il pu sortir l'idée de masquer les parents et personnels s'occupant d'enfants y compris des plus petits ?

Priver les enfants de câlins entre eux et avec les adultes, imposer des distances relèvent de la psychiatrie lourde du prescripteur, mais aussi de complices soumis à ces ordres ineptes, privés de bon sens et de sensibilité, réduits à l'état végétatif de robot obéissant et de capos dignes d'une autre époque.

Ce vécu relationnel perturbé va engendrer des drames à long terme. Il faut stopper l'hémorragie de lits de psychiatrie adulte et enfant et privilégier la formation adaptée de très nombreux professionnels de santé mentale pour de longues décennies.

Les contacts physiques sont également très importants entre les enfants[132].

> « *Lorsque l'on voit des enfants de 2 ans qui ne s'autorisent plus à faire des bisous par crainte de se contaminer, ou quand les parents courent derrière pour le leur interdire, cela risque de créer une peur de l'autre dès le plus jeune âge. De la même manière qu'on lui interdit de frapper l'autre, il va intégrer le fait de toucher l'autre au nombre de ces interdits. C'est très problématique, non seulement pour l'enfant, mais aussi pour la société en général.* »

132. Et à tout âge, y compris chez les gens âgés qu'il est criminel de faire dîner à la cuisine pour les protéger d'un virus curable et de les tuer d'ennui, d'isolement et de désespoir comme en EHPAD. L'homme est un animal social.

Le réseau neuronal se construit dans les cinq premières années de vie. Être élevé en crèche par des éducateurs et des auxiliaires de puériculture masqués et qui évitent tous les contacts physiques, (car terrorisés comme le reste de la société) risque d'avoir des effets très négatifs.

> « *C'est grâce aux interactions avec son environnement que l'enfant développe, au cours des cinq premières années de sa vie, son réseau neuronal. La relation à l'autre à travers les expressions du visage, les rires, les sourires sont un prérequis, notamment à l'accès au langage. Si, pendant une bonne partie de ses journées, le bébé n'a plus accès au visage de l'autre et à ses émotions, cela pourrait avoir des conséquences sur le neuro-développement et dans la manière dont l'enfant interagit avec les autres* ».

Les dégâts causés par les manques de ces premières années cruciales mettront-ils des décennies à se guérir ou seront-ils irréversibles pour certains ?

Pour limiter les déchirures, il faudrait rassurer l'enfant, lui dire que tout cela n'est que passager, que les choses vont s'arranger, qu'il faut avoir confiance en l'avenir. Mais comment des adultes encore terrorisés peuvent-ils rassurer bébé ? N'est-ce pas illusoire tant que le pouvoir continue de s'amuser avec le peuple assénant quelques mesures d'apaisement et revenant très vite aux menaces de mesures coercitives ?

Tenter d'avoir un comportement normal, instinctif, maternel avec les petits. Les câliner, les porter dans les bras, leur faire des papouilles, jouer avec eux, bannir les écrans, préserver les moments d'échange des repas, les jeux en tête à tête et avec le reste de la fratrie, les promener à l'extérieur, constituent sûrement les meilleurs moyens de le rassurer dans les faits, et de se rassurer soi-même, plutôt que dans des mots peu crédibles, tant que l'adulte porte en lui encore une grande angoisse que nos bébés et enfants sentent très bien, quel que soit notre discours.

Leur donner beaucoup d'amour et le leur faire sentir est la première phase de la guérison et de l'enfant ET de l'adulte, ne considérant pas le petit dans son berceau comme une potiche, mais bien comme un être pensant, construisant son avenir.

Aimez-le de toutes vos forces, retrouvez votre instinct de parent et vous irez tous mieux.

7.

L'échec des pseudos vaccins, injections géniques expérimentales[133]

Si les politiques vaccinales ont jusqu'à présent visé les adultes essentiellement, la volonté ouverte et délibérée du gouvernement de pousser au maximum l'injection des petits rend indispensable de faire le point sur les résultats actuels de la politique d'injection génique dans le monde.

La politique dite sanitaire imposée aux Français depuis 22 mois repose sur l'interdiction des traitements précoces du Covid-19 (et la stigmatisation des médecins qui traitent), les restrictions des libertés et la tentative de faire croire à tous les citoyens du monde en l'efficacité des pseudo vaccins, pour résoudre une fausse crise sanitaire à des fins politiques.

---

133. Toutes les courbes correspondantes aux exemples cités dans ce chapitre sont sur le site www.docteurnicoledelepine.fr

La manipulation du mot « vaccin » pour convaincre les fidèles de Pasteur, tout un peuple

Il ne s'agit pourtant pas de vrais vaccins comme ceux de Pasteur. Un vaccin est composé d'antigènes préparés à partir de l'agent pathogène inactivé ou tué. Les pseudo vaccins anti-Covid mis sur le marché européen ne contiennent aucun antigène. Leur principe actif est un ARN messager, petit logiciel qui, une fois introduit dans notre corps, ordonne à nos cellules de fabriquer la protéine spike (une des protéines du SARS-Cov-2) dans l'espoir (officiel et supposé) que l'organisme fabrique des anticorps anti-spike et nous aide à combattre le fameux petit virus.

Ce sont en réalité des thérapies géniques (d'ailleurs définies ainsi dans le contrat avec la FDA). Elles sont toujours expérimentales : les résultats définitifs des essais phase 3 ne seront pas connus avant 2023.[134]

Comme les pseudo vaccins ont été injectés à partir de mi-décembre 2020, la comparaison des mortalités observées en 2020 et en 2021 permet d'évaluer les effets des pseudo vaccins sur celles-ci. Globalement, l'analyse des données de l'OMS des pays les plus « vaccinés » démontre que **la pseudo vaccination a échoué, incapable d'éviter de fortes récidives de l'épidémie, ni de diminuer la mortalité attribuée au Covid**.

---

134. Chacun peut vérifier sur clinicaltrials.gov en tapant « Covid-19 » et « vaccine » et le labo choisi (Pfizer, par exemple).

La **Grande-Bretagne** est championne de l'injection AstraZeneca. Dans ce pays, l'utilisation des injections AstraZeneca n'a pas fait reculer la mortalité : 73 632 en 2020 contre 72 960 en 2021. La forte reprise de l'épidémie persiste depuis quatre mois, avec une moyenne de 40 000 cas quotidiens, un record de 70 000 le 16 décembre 2021 et une mortalité cumulée excessive (2153 par million, soit quatre fois la moyenne mondiale au 11 décembre). Le professeur Sir Andrew Pollard, chef de l'Oxford Vaccine Group, avait pourtant déclaré le 10 août 2021, devant les députés anglais[135] : qu'« *Il n'était pas possible d'atteindre l'immunité collective avec le variant Delta, car les vaccinés peuvent être infectés et le virus continue de circuler* » ; « *C'est devenu un mythe* ». Mais ils ont poursuivi. La politique est un autre monde.

Israël, champion de Pfizer : dans cet État présenté comme modèle, les injections ont été suivies d'un accroissement de la mortalité de 40 % (3356 en 2020 contre 4900 en 2021). Mais l'apparition d'une nouvelle vague avec l'établissement d'un nouveau record absolu de contaminations quotidiennes (11 000/jour) a fait reconnaître au ministre de la Santé que le taux d'efficacité de l'injection contre la transmission ne dépassait pas 39 % et qu'elle ne durait que quelques mois.

S'adressant à Channel 13 TV News, le 5 août 2021 puis radio 103 FM, le Dr Kobi Haviv, directeur médical de l'hôpital Herzog à Jérusalem, a précisé que « *85 à 90 % des hospitalisations concernent des personnes en-*

135. https://www.theguardian.com/world/2021/aug/10/delta-variant-renders-herd-immunity-from-Covid-mythical

tièrement vaccinées » et « *95 % des patients sévères sont vaccinés* »[136], démentant ainsi totalement la propagande vaccinale prétendant que le vaccin protégerait des formes graves (propagande qui continue gravement dans notre France en ce mois de décembre 2021).

Israël, qui avait compté 3000 morts attribuées au Covid durant les 11 mois pré-injection, en a recensé 5210 de plus depuis la pseudo vaccination faisant grimper la mortalité cumulée à 8256, soit 912/million (50 % de plus que la moyenne mondiale). Le 10 août 2021, le ministre de l'Intérieur a reconnu l'impossibilité d'éradiquer le virus par les injections Pfizer en déclarant : « *Le gouvernement a décidé de vivre avec le virus. On doit accepter dans une épidémie que des personnes puissent tomber malades et éventuellement mourir.* »

Les **Pays-Bas** ont plus de 75 % de leur population injectée. Ce grand succès de vente de pseudo vaccins est actuellement suivi par un record absolu des contaminations quotidiennes. Plus de 20 000 cas depuis le 20 novembre 2021 ont conduit à mettre en vigueur de nouvelles mesures restrictives, dont la fermeture des cafés et restaurants à partir de 17 heures, puis un confinement total pour les périodes de Noël, mesures liberticides dont on connait pourtant l'inefficacité et la toxicité. Politique, où vas-tu te nicher ?

Au 11 décembre 2021, la mortalité cumulée atteint de 1162 par million, soit près du double de la moyenne mondiale.

136. https://www.maariv.co.il/corona/corona-israel/Article-855728

Les **Émirats Arabes Unis** sont le champion mondial des injections (99 % d'injectés). La campagne commencée le 23 décembre 2020 a été suivie par un triplement des cas (de 191 150 cas au 23 décembre 2020 à 742 738 le 13 décembre 2021) et une multiplication par 3,5 de la mortalité (de 642 morts en 2020 à 2151 durant la période allant du 1er janvier au 13 décembre 2021).

Au **Portugal** (89 % d'injectés), la campagne commencée en décembre 2020 a été suivie d'une hécatombe post vaccinale telle que la mortalité observée en 2021 (12 000) est près du double de celle enregistrée en 2020 (6800 morts) avant toute injection.

Singapour est le champion asiatique de la pseudo vaccination anti-Covid. Mais 90 % de sa population injectée n'a pas empêché de subir un véritable tsunami de contaminations, avec un nombre 4 fois supérieur au pic d'avant injection et une multiplication par 15 de la mortalité attribuée au Covid (29 en 2020 contre 745 en 2021).

Le 19 août 2021, lors d'un multi- conférence, le ministre des Finances L. Wong a reconnu[137] : « *Même avec des taux de vaccination très élevés, nous n'allons pas atteindre l'immunité collective* ». Le 8 septembre 2021, T.E. Pangestu, professeur invité à la NUS Yong Loo Lin School of Medicine à Singapour, a ajouté : « *Atteindre 95 % d'immunité collective contre le Delta est un mythe.* »

137. "Singapore won't reach Covid herd immunity", Lawrence Wong.

La **Corée du Sud** avait eu la sagesse de fermer ses frontières dès l'annonce des premiers cas chinois, d'autoriser les traitements précoces et de mettre réellement en quarantaine les malades. Malheureusement, elle a commencé une campagne d'injection éclair fin février 2021, alors qu'elle comptait 88 412 cas et 1500 morts. En juin 2021, les médias coréens se réjouissaient d'un taux de vaccination de 80 %, et croyaient que l'immunité de groupe était à portée de main[138], prétendant même « *qu'elle serait atteinte dès novembre 2021* ».

Mais, depuis octobre 2021, le mirage s'est évanoui [139] [140] : le nombre de nouveaux cas et la mortalité explosent. Le nombre quotidien de contaminations s'est élevé à 2,5 fois celui du pic de l'épidémie d'avant la vaccination (2600 vs 1000) et la mortalité a été multipliée par 3,6 (917 en 2020 contre 3293 en 2021).

Devant cet échec patent de la pseudo vaccination, O. Myoung-Don, a regretté [141] que « *malgré le taux élevé de couverture vaccinale, l'immunité de groupe ne pourra pas être obtenue par les injections* », ajoutant : « *Nous devrons vivre avec le Covid-19 comme avec la grippe saisonnière* ». Bon sens tardif.

---

138. « La Corée du Sud est en passe de créer une immunité collective après avoir vacciné 20 millions de personnes »,
https://en.yna.co.kr/view/
139. https://koreajoongangdaily.joins.com/2020/07/09/national/socialAffairs/herd-immunity-Covid-antibody/20200709190007649.html
140. https://www.nationthailand.com/international/40004280
141. "Covid-19 herd immunity looks increasingly unlikely" : experts Posted : 2021-05-03 updated : 2021-05-03 http://koreatimes.co.kr/www/nation/2021/12/119_308205.html responsable du « central clinical committee for emerging disease control ».

L'**Allemagne** a injecté 84 % de sa population. L'histoire de la politique pandémique allemande est, comme celle de la France une histoire de rêves ratés, d'illusions perdues et de monstrueuses manipulations de la population. Les spécialistes de l'institut Koch prétendaient ou faisaient croire que l'immunité vaccinale et la fin de l'épidémie seraient obtenues dès septembre 2021. Le gouverneur de Thuringe, B. Ramelow, du Parti de gauche avait affirmé : « *Nous devrions revenir à une forme de normalité à l'automne.* »

Mais le succès des ventes de pseudo vaccins, appuyé sur un matraquage marketing médiatique majeur (comme en France), s'est accompagnée d'une reprise de l'épidémie avec croissance exponentielle depuis septembre 2021, et nombre record de contaminations quotidiennes (36 000) et de morts dépassant largement les chiffres d'avant les injections (33 791 en 2020 contre 71 719 en 2021). « *Je peux difficilement imaginer à ce stade que nous atteindrons l'immunité collective* », a déclaré K. Lauterbach[142], expert en santé des sociaux-démocrates de centre gauche (SPD).

Au **Danemark,** la population est « vaccinée » à plus de 79 %. Mais ce haut taux de « vaccination » s'est accompagné d'une reprise brutale de l'épidémie et d'une augmentation du nombre de morts de 30 % : 1298 en 2020 contre 1702 en 2021. L'agence danoise des maladies infectieuses SSI a déclaré qu'elle ne pensait plus qu'il serait possible d'obtenir une immunité collective dans le

142. M. Hassenkamp, C. Hickmann, A. Himmelrath and al, Der Spiegel, 21/7/2021. https://www.spiegel.de/international/germany/herd-immunity-is-impossible-now-what-

pays grâce à la vaccination[143]. « *Cela signifie qu'il est désormais logique de traiter Covid-19 de la même manière que nous traitons la grippe saisonnière, et de ne pas répondre aux vagues d'infection avec des restrictions strictes* ». Enfin !

L'**Uruguay** est le champion sud-américain de la pseudo vaccination. Avec près de 80 % de sa population injectée, le pays se croyait-il protégé ?[144] Mais depuis les injections, l'épidémie et la mortalité ont très fortement augmenté. En 2020, le pays avait recensé 19 753 cas et 192 décès. 2021 a rajouté 391 000 cas (+2000 %) et près de 6000 décès attribués au Covid (+3000 %).

L'**Islande** est le pays européen le plus vacciné. Son taux très élevé de couverture vaccinale (84 %) a fait croire à ses dirigeants, ou plutôt au peuple manipulé, que leur objectif d'immunité collective pouvait être obtenu[145]. Malheureusement[146], cette couverture vaccinale ne lui a pas évité, pas plus qu'aux autres pays très injectés, une récidive majeure de l'épidémie. En juin 2021, l'épidémiologiste

143. Ritzau/@thelocal.dk @thelocaldenmark 6 août 2021
https://www.thelocal.dk/20210806/explained-why-has-denmark-given-up-on-achieving-herd-immunity-via-vaccines/
144. https://www.msn.com/en-xl/news/other/uruguay-to-fully-vaccinate-70-pct-of-population-against-Covid-19-by-next-week-health-minister/ar-AANgk4U
145. https://icelandmonitor.mbl.is/news/news/2021/11/08/hopes_booster_shot_will_create_herd_immunity/
146. D Hodgson, S Flasche, M Jit, A J Kucharski1, CMMID Covid-19 Working GroupThe potential for vaccination-induced herd immunity against the SARS-CoV-2 B.1.1.7 variant separator commenting unavailable

en chef de l'Islande déclarait[147] [148] que « *la vaccination n'a pas conduit à l'immunité collective que les experts espéraient et qu'en réalité l'immunité collective ne pouvait pas être obtenue par la vaccination.* »[149] et qu'il fallait maintenant l'espérer par les transmissions[150].

L'**Irlande** est également très vaccinée (75 %). Ce haut pourcentage d'Irlandais injectés s'est accompagné d'une rechute majeure des contaminations apparue en juillet 2021. La ville de Waterford a l'un des taux de vaccination les plus élevés d'Irlande, avec 99,7 % des adultes de plus de 18 ans entièrement vaccinés, mais est devenue l'endroit avec le taux d'infection Covid-19 le plus élevé du pays[151]. Le taux d'incidence sur 14 jours atteint 1 486 cas pour 100 000 habitants, soit trois fois la moyenne nationale qui s'élève à 493 infections pour 100 000 habitants. La mortalité a augmenté de 60 % entre 2020 (2237 morts) et 2021 (3551 décès).

Combien d'exemples avant que le monde admette l'échec de l'injection génique ?

À moins que le but ne soit pas l'éradication du virus, mais la mise en condition des peuples. Nous sommes en

147. https://grapevine.is/news/2021/06/11/icelands-herd-immunity-is-progressing-well/
148. https://icelandmonitor.mbl.is/news/news/2021/11/08/hopes_booster_shot_will_create_herd_immunity/
149. https://www.icelandreview.com/society/Covid-19-in-iceland-vaccination-has-not-led-to-herd-immunity-says-chief-epidemiologist/
150. https://www.organiclifestylemagazine.com/iceland-says-herd-immunity-must-be-reached-through-transmission
151. https://fr.search.yahoo.com/search

droit de poser au moins la question. Tous les pays hautement injectés constatent une augmentation de la mortalité post-vaccinale durant en moyenne deux mois.

Cette forte augmentation de mortalité entre 2020 et 2021 est constatée dans la quasi-totalité des pays vaccinés d'Europe: **183 % en Hongrie** (9357 morts en 2020 vs 26500 en 2021), **90 % en Tchéquie** (de 11 580 en 2020 à plus de 22 000 en 2021), **522 % en Slovaquie** (2138 en 2020 et 13300 en 2021), **110 % en Pologne** (28 554 en 2020 et plus de 60 000 en 2021), **170 % en Roumanie** (15 557 en 2020 et plus de 42 000 en 2021), **90 % en Croatie** (3920 en 2020 et plus de 7700). On peut aussi se demander ce qui les pousse à poursuivre et à aller dans le mur. Difficile d'imaginer des raisons sanitaires? L'immunité de groupe par les pseudos vaccins, considérée comme le Graal de la religion scientiste de nos dirigeants, n'était qu'un mirage commercial et politique!

Le 12 novembre 2021, le Dr J. Jones, du CDC américain concluait: *« Penser que nous serons en mesure d'atteindre une sorte de seuil où il n'y aura plus de transmission d'infections peut ne pas être possible. »*

Ce panorama de l'évolution de l'épidémie dans les pays les plus injectés démontre que **les pseudo vaccins Covid ne protègent pas les populations du SARS-CoV-2**, même en cas de couverture vaccinale très élevée, bien au contraire. Leur efficacité est insuffisante et d'une durée beaucoup trop courte. L'immunité de groupe n'aurait pu être espérée des pseudos vaccins que s'ils protégeaient totalement les individus injectés suffisamment longtemps et surtout les empêchaient de transmettre la maladie, comme le font les vrais vaccins, ceux contre la variole, la diphtérie, la poliomyélite ou contre la fièvre jaune, mais pas les injections géniques.

Les agences sanitaires ont, pour la plupart, abandonné publiquement l'espoir d'une immunité collective par la vaccination qu'elles qualifient maintenant de mythe et pensent qu'il est temps d'apprendre à vivre avec le Covid comme avec la grippe saisonnière.

Malheureusement, dans un même temps, elles poussent à l'injection des plus jeunes à risque zéro du Covid, et à risque non négligeable des injections. Dans quel but ? Selon quelle éthique ? Le lobby de Big Pharma est-il si fort ou des préoccupations inspirées du transhumanisme viennent-elles s'ajouter à l'amour de l'argent ?

8.

Les dangers géniques chez l'enfant

Pourquoi prendre le moindre risque quand il n'y a aucun avantage à espérer ? Très peu d'enfants sont malades du Covid[152], ne font que des formes légères (trois fois moins de risque de mourir que de la grippe saisonnière). Ils ne peuvent donc pas espérer de bénéfice personnel de l'injection.

Les enfants ne constituent pas un vecteur de transmission. Les pseudo vaccins actuels ne protègent pas de la maladie et n'empêchent pas de la transmettre. On ne peut donc pas espérer que les injectés puissent protéger les autres.

Les pseudo vaccins actuels, issus d'une technique jusqu'ici jamais utilisée en pathologie infectieuse humaine, sont totalement expérimentaux : les résultats des essais ne seront connus qu'en 2023. On ne connaît donc

152. Cf. chapitre 2.

pas la totalité de leurs complications qui s'annoncent déjà particulièrement nombreuses depuis le début des campagnes d'injection. En voici un florilège.

Le mensonge de l'épidémie Covid-19 chez l'enfant

L'OMS et le gouvernement prétendent qu'il existerait une épidémie de Covid chez l'enfant, mais en France, en décembre 2021, cette affirmation est contraire aux faits établis. Le taux d'incidence des enfants malades de SARS-CoV-2 s'élève à 18 pour 100 000 en semaine 46 : **la plupart des enfants qui sont allés consulter un médecin la semaine 46 pour des symptômes grippaux et autres infections respiratoires n'étaient PAS positifs au Covid** !

Pour nous tromper, les autorités sanitaires ont établi un record de nombre de tests chez les 0 à 9 ans : 146 000 le 26 novembre (contre 9000 le 6 novembre : 16 fois plus). Ainsi, les autorités claironnent un taux d'incidence de tests positifs (pas de malades !) de 210 cas pour 100 000 chez les 0-9 ans alors que le réseau Sentinelles évalue le taux d'incidence d'enfants ayant des symptômes grippaux ET positifs au PCR SARS-CoV-2 à 18 pour 100 000 habitants (12 fois moins), à des années-lumière d'une épidémie de Covid chez les enfants.

La fable de l'épidémie de Covid chez l'enfant résulte seulement de la multiplication des tests PCR fallacieux[153] imposée par le pouvoir. Il s'agit d'une épidémie de cas

153. « La mystification par le test PCR pour créer le mythe de la pandémie et entretenir la peur » (mondialisation.ca)

créée par la multiplication de tests (inutiles du point de vue sanitaire), mais pas de malades.

L'essai pivot de phase III de Pfizer n'a pas été réalisé selon les règles[154] [155] [156]

Un article récent publié par le *British Medical Journal* détaille les nombreuses manipulations du Ventavia Research Group, sous-traitant de Pfizer, pour minorer le nombre des effets secondaires déclarés. Aucun démenti ni aucun procès en diffamation n'a été intenté contre la donneuse d'alerte Brook Jackson qui a été immédiatement licenciée.

Voici une liste non exhaustive des effets délétères déjà démontrés : Pfizer vient d'allonger de trente à cent la liste des maladies induites par son injection, dans le silence total de nos médias.

---

154. Covid-19 : Researcher blows the whistle on data integrity issues in Pfizer's vaccine trial, BMJ 2 Nov 2021

155. https://www.wikistrike.com/2021/12/contrat-commission-europeenne-pfizer/biontech-un-contrat-sous-influence.html?utm_campaign

156. Pfizer a reconnu sous injonction d'un juge américain une palette de syndromes liés au vaccin bien supérieure aux évènements indésirables initialement signalés. « Pfizer : un document déclassifié révèle cent nouveaux types d'effets secondaires » (lereveilcitoyen.fr) « Cette liste a été décomposée en catégories de maladies reconnaissables et graves : insuffisance rénale, accident vasculaire cérébral, événements cardiaques, complications de la grossesse, inflammation, maladie neurologique, défaillance auto-immune, paralysie, insuffisance hépatique, troubles sanguins, maladies de la peau, problèmes musculo-squelettiques, arthrite, maladie respiratoire, thrombose veineuse profonde, caillots sanguins, maladie vasculaire, hémorragie, perte de la vue, paralysie de Bell, épilepsie. »

Le cœur, première cible des pseudo vaccins

Qu'est-ce qu'une myocardite ?

Les myocardites et les péricardites sont des inflammations du muscle cardiaque ou de son enveloppe, le péricarde. Classiquement, elles se révèlent par une fatigue croissante, des douleurs thoraciques, des difficultés de plus en plus importantes à respirer, une accélération du rythme cardiaque, une baisse de la pression artérielle, et parfois des douleurs dans les membres. La maladie est parfois accompagnée de fièvre, car une infection virale ou bactérienne peut être à son origine.

Elles peuvent passer inaperçues et ne se révéler brutalement que par un énorme malaise, voire une mort subite, à l'occasion d'un effort. Ce sont les jeunes sportifs qui en paient actuellement le plus lourd tribut. Les médecins du sport belges recommandent depuis plusieurs mois de ne pas faire d'efforts, au moins dans la semaine suivant l'injection[157].

Les atteintes cardiaques chez l'enfant étaient rares[158] avant les injections anti-Covid contrairement aux fables médiatiques. Les myocardites étaient devenues exceptionnelles depuis la disparition du rhumatisme articulaire aigu en l'absence de comorbidité comme des maladies auto-immunes ou des traitements (chimiothérapie anti-

157. https://legrandreveil.co/2021/12/19/brisons-le-silence-sauvons-nos-enfants-la-liste-effroyable-des-deces-de-sportifs-depuis-le-debut-de-la-vaccination/

158. « Myocardites post vaccin Covid : risque inacceptable chez l'enfant qui ne risque rien du virus » (www.nicoledelepine.fr), avec détail de la bibliographie dans l'article.

cancéreuse par exemple). Elles ne s'exprimaient d'ailleurs pas par des accidents brutaux imprévus chez des personnes apparemment en bonne santé, contrairement aux complications de l'injection.

Actuellement, les myocardites et péricardites peuvent rarement compliquer une maladie virale, et chez des sujets fragiles, en particulier immunodéprimés ; elles sont alors le plus souvent bénignes et de courte durée. Plus exceptionnellement, une myocardite grave révèle une maladie congénitale rare, « orpheline ». Il ne s'agit jamais de pathologies fréquentes comme les médias aimeraient le faire croire pour minimiser la tragédie post vaccinale actuelle.

Entre 2007 et 2016 aux États-Unis, l'incidence des myocardites chez l'enfant était estimée à 1/100000.[159]

L'évolution de la myocardite peut être très variable. Elle ne provoque souvent que des symptômes mineurs, mais elle peut aussi entraîner un arrêt cardiaque brutal ou guérir en laissant des séquelles permanentes évoluant dans 20 % des cas vers la mort dans les 5 ans qui suivent.

Ces notions évolutives citées ici sont celles des myocardites infectieuses ou congénitales connues, car personne ne peut prédire les conséquences de l'atteinte cardiaque par la protéine spike créée via l'injection génique nouvelle. Combien de temps le vacciné produit-il de protéines spike susceptibles d'aggraver la maladie et/ou de se compléter par d'autres lésions sur d'autres organes ? Aucune réponse claire possible actuellement faute de recul.

159. Myocarditis Foundation. https://www.myocarditisfoundation.org/myocarditis-in-children-incidence-clinical-characteristics-and-outcomes/

Il serait honnête d'avouer que l'on ne sait pas et qu'une énorme incertitude pèse sur l'avenir de ces malades.

Attention aux articles mensongers des mercenaires des labos !

Les atteintes cardiaques ont été les plus rapidement identifiées même aux yeux des pro- vaccins, car les chutes inopinées parfois mortelles de sportifs de haut niveau jeunes en pleine forme physique, ou de politiciens, artistes en train d'être filmés sont difficiles à cacher. Évidemment, les médias ont tenté de faire passer pour coïncidences ces drames, mais jamais une telle « *série de coïncidences* » n'avait été observée spontanément ou après un vrai vaccin.

Une nouvelle fois, les médias diffusent d'énormes mensonges. Non, les crises cardiaques ne sont pas habituelles chez les jeunes non vaccinés qui jouent au foot dans la cour. Vous avez tous des enfants à l'école ou des petits-enfants. Combien de fois avant les pseudos vaccins avez-vous entendu parler de décès brutal au cours d'un cours d'éducation physique ? Jamais ! Revenez sur terre et cessez de croire aux balivernes tragiques de journalistes corrompus et/ou rendus fous via la coronafolie.

Les marchands de vaccins, leurs « *University whores*[160] » et les organismes responsables des campagnes d'injections (comme le CDC américain ou la CPAM et son mercenaire Epiphare) prétendent, sans rire, que le Covid donnerait plus de risque de myocardites que les injections. Ils

160. « Putes universitaires », selon les Américains.

oublient que le Covid symptomatique est rare chez l'enfant et ses atteintes cardiaques très exceptionnelles, bénignes et d'évolution favorable. Ils inventent et/ou manipulent les données, et feignent d'ignorer que les jeunes ne meurent pas de Covid, alors que certains jeunes meurent de crise cardiaque quelques jours après injection.

La myocardite du vaccin anti-Covid

Les premiers accidents cardiaques post vaccination à ARNm ont été signalés quelques mois après le début des injections intensives en Israël justifiant une alerte du comité de sécurité des vaccins de l'OMS fin mai 2021.

Imputabilité de l'atteinte cardiaque à l'injection

Les analyses aux États-Unis ont confirmé que le nombre de cas observés dépassait le nombre attendu de cas dans le groupe d'âge des 16-24 ans, surtout chez les hommes et peu après l'administration de la 2e dose. Depuis, la FDA aux États-Unis et l'Agence de la santé publique du Canada ont décidé d'ajouter des notices de mise en garde aux vaccins à ARNm Pfizer et Moderna mentionnant le risque de maladie cardiaque inflammatoire.

Les Canadiens ont étudié chez l'adulte[161], la survenue de myocardites après injection, et démontré clairement le lien temporel entre la vaccination et la myocardite qui nécessite un traitement d'insuffisance cardiaque dans 40 % de ces patients et des soins intensifs chez 10 %. Le CDC rapporte que 94 à 96 % des

161. https://www.publichealthontario.ca/-/media/documents/ncov/vaccines/2021/11/myocarditis-pericarditis-mrna-vaccines.pdf?sc_lang=en

myocardites/péricardites post-vaccinales nécessitent une hospitalisation.

Cette complication avait été observée avec des vaccins classiques, mais dans des proportions beaucoup plus faibles qu'avec les pseudo vaccins anti-Covid.

Entre 1990 et 2018 aux États-Unis, la myocardite représentait 0,1 % de tous les effets indésirables collectés par le système de notification (VAERS), mais sa fréquence a explosé après la campagne d'injection Covid passant de 11 cas en 2018,1 cas en 2019, et 1 en 2020, à 559 en 2021.

Une autre étude dite stratifiée a été réalisée sur les myocardites chez les adolescents et leurs liens avec les vaccins à ARNm à partir des données du VAERS pour comparer le danger respectif de la maladie Covid et du vaccin. En se limitant aux seuls effets cardiaques, elle conclut que « *la vaccination contre la Covid-19 chez les adolescents américains en bonne santé est plus dangereuse que le risque de la maladie elle-même.* »

Fréquence en fonction de l'âge et du sexe

Les garçons de 12 à 15 ans sont 12 fois plus sujets à des effets indésirables cardiaques que les filles du même âge. Pour les garçons de 12 à 15 ans, ont été enregistrés 162,2 cas d'effets indésirables cardiaques par million d'injections de vaccins anti-Covid, contre 94 cas / million chez les 15-17 ans.

Cette étude stratifiée du VAERS montre que chez les adolescents de 12 à 17 ans, le risque de myocardite après vaccin avec troponine élevée est de 2,6 à 6,1 fois plus élevé que le risque d'hospitalisation à 120 jours pour la maladie Covid en août 2021 aux États-Unis.

Étude française sur les complications cardiaques chez les adolescents [162]

Les Toulousains ont analysé tous les rapports de pharmacovigilance enregistrés dans la base de données de l'OMS Vigibase concernant 148 pays dont 5 européens, (France, Allemagne, Espagne, Italie, Royaume-Uni), et 25 millions de rapports entre le 1er janvier 2021 et le 14 septembre 2021 dont l'âge des malades (12-17 ans) et le sexe étaient connus.

Tous les adolescents ont reçu des pseudo vaccins à ARNm Pfizer ou Moderna. Sur 4942 rapports concernant les adolescents, les chercheurs ont identifié 242 péricardites et myocardites, 82 % de garçons (moyenne d'âge : 15 ans). Les effets indésirables étaient graves puisque 80 % ont conduit à une hospitalisation et un seul décès.

L'étude n'a trouvé aucune différence entre les 2 vaccins Pfizer et Moderna. **Le risque de développer une inflammation cardiaque est 5 fois plus important après la 2e dose qu'après la première**, ce qui confirme l'effet d'accumulation de l'ARN messager dans l'organisme.

162. « Vaccin Covid-19 : une étude toulousaine montre un risque de myocardite chez les adolescents », Page Gaulliste de Réinformation. Les médias nous manipulent et nous mentent, sachons trier le bon grain de l'ivraie (wordpress.com)

En Union européenne : effets globaux déclarés par EudraVigilance

Le risque de myocardite a été signalée par l'EMA qui a demandé aux médecins de mentionner ce risque… mais en ne dissuadant pas de faire l'injection. Dans le dernier trimestre de 2021, les généralistes belges et luxembourgeois ont reçu des lettres les incitant à expliquer ce risque aux futurs vaccinés, mais en faisant attention à ne pas faire peur. D'ailleurs, s'ils le font, qui se vaccinera ? Et si les médecins ne vaccinent plus, ils se font tancer par les ARS et l'Ordre des Médecins…

EudraVigilance est la version européenne du système de déclaration des cartes jaunes anglais ou du VAERS américain. Au 4 décembre 21, le site a signalé 2 970 644 réactions sur 1 288 780 rapports avec 32 652 décès. Donc plus de 2,9 millions d'effets secondaires sur 200 millions de « vaccinés en Europe (27 pays de l'UE)[163].

Du 1er avril au 15 juin 2021, 3 myocardites avaient été déclarées à EudraVigilance chez les 12-17 ans. Puis la « vaccination » a été officiellement autorisée pour les enfants, et le nombre de myocardites a explosé. Du 27 novembre au 3 décembre 2021, en 8 jours, EudraVigilance a répertorié 76 myocardites chez les 12-17 ans de 780 à 856 (+10 %).

Les pédiatres sont très inquiets pour les plus jeunes : sur EudraVigilance du 8 décembre 2021, plus de 131 déclarations de myocardites ont été faites chez les 3-17 ans,

163. https://adrreports.eu

dont 11 déclarations chez les 3-11. La « vaccination » des plus jeunes a bien commencé.

Les études israéliennes

Le premier rapport d'Israël en avril 2021 a mis en évidence une relation entre l'injection Pfizer à ARNm et la myocardite, chez des jeunes hommes auparavant en bonne santé et avec une incidence 5 à 25 fois supérieure au taux de fond habituel.

Le rapport initial d'Israël estimait le risque de myocardite post vaccinale de 1/3000 à 1/6000. Dans l'étude israélienne de Barda et al, la vaccination a entraîné un excès de 2,7 cas de myocardite pour 100 000 personnes vaccinées.

Dans cette étude de cohorte rétrospective portant sur des personnes âgées de 16 ans ou plus dans un grand système de santé israélien, l'incidence estimée de la myocardite dans les 42 jours suivant l'injection (d'au moins une dose du vaccin à ARNm BNT162b2) était de 2,13 cas pour 100 000 vaccinés tous âges confondus et 10,69 cas pour 100 000 chez les hommes âgés de 16 à 29 ans.

Au Royaume-Uni

La mortalité toutes causes confondues des moins de 18 ans augmente depuis qu'ils sont injectés. Les données de l'Office national de statistiques anglais (ONS) sont très inquiétantes :

> *« Les données de l'ONS pour 2021 montrent qu'entre le 25 juin 2021 et le 17 septembre 2021, il y a eu 217 décès parmi les adolescents âgés de 15 à 19 ans, ce qui*

> *signifie que les décès chez les adolescents de plus de 15 ans étaient 47 % plus élevés qu'à la même période en 2020.*
> *L'augmentation du nombre de décès d'adolescents en 2021 a coïncidé avec le début de la campagne de vaccination Covid-19 dans cette tranche d'âge, d'après les données du NHS[164] : au 27 juin 2021 plus de 147 000 personnes de moins de 18 ans avaient reçu au moins une dose d'un vaccin contre le Covid-19 ».*

L'Agence de réglementation des produits de santé et de médecine anglaise a ouvertement admis qu'elle soupçonnait la myocardite et la péricardite d'être des effets secondaires potentiels des vaccins Pfizer et Moderna Covid-19, en particulier chez les jeunes hommes.

Les données maintenant publiées montrent une augmentation de 63 % des décès d'adolescents masculins depuis qu'ils ont commencé à recevoir le pseudo vaccin anti-Covid. Les autorités ne peuvent pas les ignorer.

Le 5 septembre, Chris Whitty, le médecin-chef anglais, a décidé d'annuler le Comité mixte sur la vaccination et de conseiller au gouvernement de proposer le « vaccin » anti-Covid-19 à tous les enfants du secondaire en bonne santé. Cela a jusqu'à présent conduit à **augmenter de 400 % le nombre de décès chez les enfants de sexe masculin par rapport à la même période en 2020**.

Il y a environ 15,6 millions de personnes âgées de moins de 19 ans en Grande-Bretagne. En 18 mois, le risque de décès par Covid a été de 1/410 526 enfant avec

164. Qui peuvent être téléchargées, et accessibles sur le site du NHS.

comorbidité grave et de seulement 1 enfant sur 1,7 million sans comorbidité connue.

Il n'y a donc aucune excuse pour imposer cette injection dans les écoles, et les journaux anglo-saxons se demandent si le médecin-chef a compris qu'il mettait ainsi en danger la vie des enfants anglais.

L'honorable juge Jay a ordonné au gouvernement britannique de soumettre les preuves justifiant la vaccination des enfants contre le Covid-19, leur donnant une date limite du lundi 11 octobre. Mais l'examen par la Cour traîne depuis le premier septembre sans suspension des injections, et les drames se poursuivent…

Au Japon

Le gouvernement japonais[165] évalue la fréquence des complications après Moderna à 8,79/million de garçons âgés de 10 à 19 et à 15,66/M après injection Pfizer et veut inscrire sur les notices et flacons les risques d'atteintes cardiaques, malgré les pressions du labo[166].

En France

D'après les chiffres de la DRESS, le pseudo vaccin quadruple les risques d'hospitalisation pour les enfants injectés.

Un enfant n'est pas une statistique ! Et si vous voulez revenir au concret, chez de vrais enfants et non des statistiques, lisez le récit d'Alain Tortosa à propos

165. Health Ministry warns of vaccine 's side effects https://www3.nhk.or.jp/nhkworld/en/news/20211204_12/

166. https://francemediasnumerique.com/2021/12/21/le-ministere-de-la-sante-du-japon-met-en-garde-contre-les-effets-secondaires-du-vaccin/

d'un enfant sain de six ans brutalement décédé, futur astronaute qui rejoindra plus vite que prévu les étoiles. Si des larmes ne vous montent pas aux yeux, demandez-vous ce que les mesures anti-Covid ont fait de vous...[167]

Extraits :

« Le match a commencé, j'étais un peu fatigué, un peu comme si je venais de me réveiller. Mais je me suis donné à fond, le match était presque terminé... Jean m'a fait une passe, j'allais marquer un super but et, au moment de tirer, j'ai senti mon corps m'abandonner, devenir tout mou et je suis tombé.(...)
C'est à ce moment que je suis sorti de mon petit corps. J'avais l'air si bien, si détendu, si paisible, si innocent... Papa était sur moi, il pleurait et je comprenais pas pourquoi il pleurait autant. Je lui disais que tout va bien, mais il m'entendait pas...
C'est alors que maman est arrivée en hurlant, elle a tellement secoué mon corps que j'ai eu peur qu'elle me casse. Les docteurs ont repoussé doucement maman, ils ont mis mon corps sur un lit à roulettes avec un drap blanc sur la tête et dans l'ambulance des pompiers.
À l'hôpital, papa et maman, plutôt papa, parce que maman elle continuait à pleurer sans s'arrêter. Papa a demandé ce qu'il s'était passé... Les docteurs ont dit que mon petit cœur avait lâché d'un coup, que j'avais fait un inf, un infac, non un "infractus" si j'ai bien compris...

167. « Je m'appelais Albert, j'avais 6 ans et demi... », 5 novembre 2021. https://7milliards.fr/tortosa20211105-je-m-appelais-albert-j-avais-6-ans.pdf

Papa avait l'air en colère et il a demandé pourquoi et le docteur il a dit que c'est très très rare, mais ça arrivait des fois, "un risque sur un million" qu'il a dit…
Papa a répété que j'allais bien, que je n'avais, jamais, jamais eu des problèmes de cœur, que j'étais en bonne santé, que j'aurais pu vivre jusqu'à 100 ans et même plus !
Et le docteur il a redit que ça arrivait des fois, encore la semaine d'avant dans un autre club de foot, un jeune de 20 ans était mort comme moi sur le terrain sans qu'on sache pourquoi.
Papa il dit alors qu'il voulait savoir et il a demandé une "opopsie"… Je crois que ça sert à regarder à l'intérieur du corps, ce qui a fait pleurer encore plus maman.
J'aurais tellement voulu faire un câlin à maman, mais j'avais plus de corps pour la serrer dans mes bras. J'étais très triste qu'elle pleurait sans s'arrêter comme si elle allait mourir aussi, mais de chagrin.
Plus tard, quand le résultat de "l'opopsie" est arrivé, le docteur il a dit à papa que j'avais fait une "miographie[2]*"je crois, et que mon petit cœur n'avait pas supporté les efforts.*
Je me rappelle maintenant que j'avais entendu une très vieille madame "ile" à la télé, une grande savante qui disait avec le sourire que c'est sûr que des enfants vaccinés feraient des "miographies", mais qu'en l'entendant ce n'était pas grave… Que grâce à la vaccination de tous les jeunes enfants, le méchant virus il circulerait moins vite. Et les journalistes et les docteurs de la télé ils étaient tous d'accord avec elle et contents !
D'ailleurs pour les docteurs de la télé, je suis comme ils

disent une "statistique". Je suis un nombre si petit qu'on peut dire que ce n'est rien.
C'est bizarre, mais quand je regardais les yeux de papa et maman à l'église, devant mon petit cercueil blanc, je n'avais pas l'impression que c'est rien pour eux et que j'étais une "statistique".
Voilà, c'est l'heure, je dois partir, je voulais être un astronaute, je voulais aller dans les étoiles et c'est fait… Je vais rejoindre les autres enfants, les autres "statistiques" qui sont maintenant au ciel. Grâce à eux, leurs papis et mamies sont protégés du méchant virus et mon papi et ma mamie aussi. J'espère qu'ils sont fiers de moi, que maintenant ils peuvent vivre à l'abri du virus. »

Alors, avant de croire des recommandations mercantiles prônant l'injection anti-Covid à vos enfants, souvenez-vous des faits indiscutablement établis.

Les autres effets secondaires des injections géniques chez les enfants et les adolescents

Complications vasculaires

Une recherche dans la base de données VAERS pour la thrombose (caillots sanguins), effet secondaire connu des injections anti-Covid 19, montre 91 rapports de thromboses après injections chez les ados de 12 à 20 ans (au 10 septembre 2021).

La même recherche pour tous les autres vaccins disponibles montre que seulement 4 cas de thrombose ont été enregistrés. Cela signifie que les cas de thrombose sont 23 fois plus élevés chez les adolescents qui ont reçu une injection anti-Covid-19 qu'un vaccin classique (polio, rougeole, etc.).

Complications neurologiques

Les effets secondaires neurologiques associés aux injections anti-SARS-CoV-2 sont nombreux, divers, et parfois très invalidants. Parmi eux, le plus fréquent et le plus bénin est le mal de tête, suivi du syndrome de Guillain-Barré, de la thrombose des sinus veineux et de la myélite transverse et plus récemment on a observé en France des maladies proches de la maladie à prions appelée Creutzfeld-Jakob (maladie de la vache folle).

Le Pr Montagnier avait prévenu de ce dernier risque et à la suite du témoignage d'un époux d'une malade vaccinée atteinte de cette maladie ; le témoin[168] a été informé de treize cas similaires.

Chez les enfants, en plus des maux de tête, des paralysies faciales brutales et irréversibles ont été décrites, des convulsions et/ou spasmes incontrôlables de durée prolongée et des Guillain Barré (paralysie de durée variable).

Les femmes enceintes et les bébés ne sont pas épargnés

Nous savons déjà que les adultes vaccinés peuvent contaminer leurs enfants et les femmes enceintes, leurs bébés. Des décès précoces de nouveau-nés dans le premier mois sont signalés. L'allaitement est aussi suspect et à éviter si vous avez été récemment injectée. Des menstruations sont observées chez des bébés, petites filles et adolescentes proches de familles injectées, té-

168. Il a créé Verity France, site à consulter.

moignant de la grande sensibilité des organes génitaux féminins à la protéine spike excrétée par les injectés. Les saignements sont parfois utérins mais aussi vaginaux.

L'avenir des petites filles qui échapperont à tout effet secondaire visible dans les premières années est inquiétant car elles auront pu être touchées dans les deux premiers mois de grossesse quand se forment les ovules pour leur vie entière et ensuite insidieusement par le contact avec des injectés.

Nous avons rappelé le lourd antécédent du Distilbène et ses effets sur déjà trois générations. Jouer à l'apprenti sorcier en médecine ne date pas d'aujourd'hui, mais promouvoir l'injection génique expérimentale des enfants contre un virus qui ne les menace pas gagne le concours du plus machiavélique.

Morts fœtales

1 614 décès fœtaux ont été enregistrés par le VAERS chez des femmes enceintes injectées, contrairement à l'absence de décès fœtal chez des femmes enceintes recevant un vaccin antigrippal en 2021, et 16 décès fœtaux en 2020.

Les pseudo vaccins anti-Covid représentent donc un risque de mort fœtale cent fois plus élevé que le vaccin contre la grippe. Pourquoi les autorités continuent-elles de recommander aux femmes enceintes de se faire vacciner contre le Covid-19 ?

Mort-nés et décès précoces de nourrissons[169] après injection pendant la grossesse

Au 12 novembre 2021 : 2 015 décès de bébés après BioNTech/Pfizer et 689 après Moderna. Johnson & Johnson : 100 décès. Jusqu'à 91 % de fausses couches si le pseudo vaccin est administré avant 20 semaines.

Les pompes funèbres britanniques signalent dix fois plus de décès de bébés[170] depuis la période d'injections anti-Covid.

Au cours des 11 derniers mois, il y a donc eu plus de décès de bébés après injection anti-Covid que les 2225 cas totaux survenus en plus de 30 ans, tous vaccins confondus.

En octobre 2021, le *New England Journal of Medicine* a reconnu que l'étude initiale sur la base de laquelle les autorités sanitaires américaines CDC et FDA ont recommandé les vaccins aux femmes enceintes était erronée.

Entre-temps, des chercheurs néo-zélandais ont mené une nouvelle étude et sont parvenus à la conclusion que **les fausses couches étaient 7 à 8 fois plus fréquentes que ne le montraient les résultats initiaux**.

Et pourtant, les CDC et la FDA continuent de recommander l'injection aux femmes enceintes, bien qu'une analyse correcte des données initiales montre que 82 % à 91 % des femmes enceintes subissent des fausses couches lorsque leur enfant à naître a moins de 20 semaines.

---

169. « 2 620 bébés morts après une vaccination et des rapports d›effets secondaires terribles » (la-verite-vous-rendra-libres.org)

170. https://www.wochenblick.at/2-620-tote-babys-nach-impfung-und-berichte-schrecklicher-nebenwirkungen/

Les multiples hospitalisations prolongées

Lorsqu'une complication post vaccinale survient, les familles des victimes se plaignent fréquemment que les médecins refusent l'évidence d'un effet « secondaire » et multiplient les examens plus ou moins douloureux et inutiles chez des personnes souffrantes sans leur proposer de traitement efficace.

Un exemple parmi tant d'autres :

> « *Mon fils de 14 ans se fait vacciner le 18 septembre pour qu'il puisse faire du sport essentiellement. Deux jours après, des douleurs aiguës au ventre apparaissent, avec sensation de ceinture qui lui serre au bas du ventre et « des coups de poignard », ce sont ses termes en période de crises.*
> *Il passe 9 semaines à l'hôpital avec deux passages en réanimation pour le soulager lors de grosses douleurs (kétamine, Valium et j'en passe...). Multitude d'examens, IRM cérébrale car perte de sensation côté gauche, 2 scanners abdominaux qui montrent une thrombose sur la rate, traitement, pour finalement 3 semaines et une échographie abdominale, on nous dit que ce sont des kystes et infection pulmonaire. Fibro et coloscopie avec des biopsies pour éliminer toutes maladies. Les examens reviennent négatifs, il n'y a rien, pourtant il est toujours sous morphine depuis le 20 septembre et souffre encore, difficile d'avoir une vie normale, autant pour lui que pour nous parents.* »[171]

171. https://t.me/recensementseffetssecondaires

On se souvient d'Anthony, un des premiers étudiants en médecine injecté et rapidement décédé, dont le lien entre décès et pseudo vaccin a été longtemps nié.

Voici le récit de sa famille :

> *« Notre fils, notre frère, Anthony de 24 ans, étudiant en 6e année de médecine à Nantes, se fait vacciner le 8 mars avec AstraZeneca. La veille de son décès, le 17 mars, il se plaint de douleurs au ventre mais il dit que ce n'est pas grave, pas de quoi s'inquiéter, qu'il a pris un rdv chez le médecin. Il pense à une gastro, ou au stress car il venait de passer un examen blanc. Le lendemain, n'ayant pas de nouvelles malgré nos nombreux appels téléphoniques, je décide d'aller chez lui. En même temps, ses amis en lien avec nous, décident d'appeler les pompiers. J'arrive en même temps qu'eux et je comprends qu'il n'est plus de ce monde. La police est présente ainsi que le médecin légiste. Ils concluent à un décès suspect et émettent des réserves, décidant de pratiquer une autopsie le lendemain.*
> *Les résultats de l'autopsie, ont révélé des thromboses partout, tous les organes vitaux étaient touchés même le cerveau. »*

Vous souvenez-vous des commentaires médiatiques à propos de la mort de ce jeune homme à l'avenir brisé par une injection inutile qu'on lui a imposée parce qu'il voulait soigner son prochain ?

Nous pourrions multiplier les témoignages tellement émouvants, cruels, et nombreux sur tant de sites de réseaux sociaux français et étrangers, montrant que dès le début des injections, « on savait. Ils savaient, nous savions qu'ils savaient »[172] et que leur projet n'est pas de nous éviter une virose, mais bien de nous imposer progressivement leur société de contrôle à la chinoise.

Aux États-Unis

Pour les 5 à 11 ans, les données du VAERS du 14 décembre 2020 au 3 décembre 2021 montrent 3 301 événements indésirables, dont 58 classés comme graves et 2 décès. Un décès est survenu chez une fillette de 11 ans vaccinée le 14 septembre, avant l'autorisation du Pfizer dans le groupe d'âge de 5 à 11 ans. Le deuxième décès est survenu chez une fillette de 5 ans décédée quatre jours après avoir reçu sa première dose de Pfizer...

Pour les 12 à 17 ans, les données du VAERS du 14 décembre 2020 au 3 décembre 2021 montrent 24 359 événements indésirables, dont 1 474 classés comme graves et 33 décès signalés.

Soit, 60 rapports d'anaphylaxie chez les 12 à 17 ans où la réaction était mortelle, nécessitant traitement ou ayant entraîné la mort avec 96 % des cas attribués au vaccin de Pfizer, 567 rapports de myocardite et de péricardite avec 557 cas attribués au vaccin de Pfizer, et 141 rapports de troubles de la coagulation sanguine, tous les cas étant attribués à Pfizer[173].

172. Pour évoquer Soljenitsyne.

173. https://childrenshealthdefense.org/defender/cdc-vaers-3rd-shot-teens-deaths-injuries-Covid-vaccines/

Les données du VAERS publiées le 10 septembre 2021 détaillent à quel point les enfants à risque zéro du Covid souffrent des injections anti-Covid 19.

Il y a eu 21 décès, 77 incapacités permanentes, 2 019 visites aux urgences, 942 hospitalisations et 165 événements mettant la vie en danger chez les enfants de moins de 17 ans en raison des injections géniques contre le Covid-19.

Au total, au 10 septembre 2021, chez les enfants de moins de 17 ans, les « vaccins » contre le Covid-19 avaient causé 21 fois plus de décès, près de 8 fois plus d'incapacités, 40 fois plus de visites aux urgences, 36 fois plus d'hospitalisations et 18 fois plus d'événements mettant la vie en danger que tous les autres vaccins disponibles combinés depuis la surveillance des vaccins par VAERS.

Et pourtant, malgré ces énormes alertes sur l'impact dévastateur sur les adolescents aux États-Unis, la FDA et le CDC sont sur le point d'approuver le vaccin de Pfizer pour une utilisation chez les enfants de plus de 5 ans, le Dr Fauci déclarant même qu'il pourrait être approuvé pour une utilisation chez des enfants aussi jeunes que 6 mois !

Big Pharma a toujours le pouvoir.

Les injections sont beaucoup plus dangereuses que tous les autres (vrais) vaccins réunis

Vaccin contre...	Nombre d'effets indésirables enregistrés dans la base de l'OMS (dans le monde)	Durée
Oreillons	711	50 ans
Rougeole	5827	54 ans
Tétanos	15 085	54 ans
Rotavirus	68 327	22 ans
Poliomyélite	121 988	54 ans
Pneumocoque	234 783	42 ans
Grippe	272 202	54 ans
Covid-19	2 457 386	11 mois

Données OMS sur Vigiaccess.org début novembre 2021 : les vaccins Covid-19, un record planétaire sur les effets indésirables

Signalons que n'importe quel médicament avant l'injection était retiré après un ou plusieurs morts (grippe H1N1 après 53 décès).

Les enfants sont innocents du Covid ! Exigeons la fin des mesures liberticides injustifiées et l'arrêt complet des injections expérimentales. Résistons pour nos enfants, notre futur. Résistons par tous nos moyens aux publicités mensongères diffusées par les médias et aux pressions et chantages inadmissibles de nos gouvernants.

Il faut stopper la pub à la vaccination Covid chez l'enfant[174] !

Nous ne pouvons dans ce texte court relater tous les effets délétères de cette injection expérimentale et nous vous joignons ici le résumé qu'en fait le Dr Malone, in-

174. La publicité pour les médicaments remboursés par la Sécurité sociale est interdite. Pourquoi est-elle autorisée et à large échelle pour cette injection expérimentale pourtant remboursée par la Sécurité sociale immédiatement (tiers payant) ?

venteur infortuné de cette technique qu'il eut voulu utile à l'Homme et qui est en passe de détruire une part de l'Humanité. Déclaration de l'inventeur de la technologie de thérapie génique que nous imaginons dans l'état d'Einstein après les méfaits de sa création de la bombe atomique.

Texte intégral de la déclaration du Dr Malone[175] :

> « *Je m'appelle Robert Malone, et je m'adresse à vous en tant que parent, grand-parent, médecin et scientifique. Je n'ai pas l'habitude de lire un discours préparé, mais ce sujet est si important que je voulais m'assurer que chaque mot et chaque fait scientifique étaient exacts.*
>
> *Je m'appuie sur cette déclaration, ma carrière étant consacrée à la recherche et au développement de vaccins. Je suis vacciné contre le Covid et je suis généralement pro-vaccination. J'ai consacré toute ma carrière au développement de moyens sûrs et efficaces pour prévenir et traiter les maladies infectieuses.*
> *Ensuite, je publierai le texte de cette déclaration afin que vous puissiez la partager avec vos amis et votre famille.*
>
> *Avant que vous ne fassiez l'injection à votre enfant – une décision qui est irréversible – je voulais vous faire connaître les faits scientifiques concernant ce vaccin génétique, qui est basé sur la technologie du vaccin ARNm que j'ai créée.*

175. « Avant que votre enfant ne soit injecté », déclaration du Dr Robert Malone sur les vaccins géniques Covid pour enfants - Anthropo-logiques.

Il y a trois points que les parents doivent comprendre:
La première est qu'un gène viral sera injecté dans les cellules de vos enfants. Ce gène oblige l'organisme de votre enfant à fabriquer des protéines Spike toxiques. Ces protéines provoquent souvent des dommages permanents dans les organes vitaux des enfants, notamment: leur cerveau et leur système nerveux; leur cœur et leurs vaisseaux sanguins, y compris les caillots sanguins; leur système reproductif; ce vaccin peut en outre déclencher des modifications fondamentales dans leur système immunitaire.
Le point le plus alarmant à ce sujet est qu'une fois ces dommages survenus, ils sont irréparables. Vous ne pouvez pas réparer les lésions dans leur cerveau. Vous ne pouvez pas réparer les cicatrices du tissu cardiaque. Vous ne pouvez pas réparer un système immunitaire génétiquement réinitialisé, et ce vaccin peut causer des dommages à la reproduction qui pourraient affecter les générations futures de votre famille.

La deuxième chose que vous devez savoir est le fait que cette nouvelle technologie n'a pas été testée de manière adéquate. Nous avons besoin d'au moins 5 ans de tests/recherche avant de pouvoir vraiment comprendre les risques. Les inconvénients et les risques des nouveaux médicaments ne sont souvent révélés que plusieurs années plus tard. Demandez-vous si vous voulez que votre propre enfant fasse partie de l'expérience médicale la plus radicale de l'histoire de l'humanité.

Un dernier point : la raison qu'on vous donne pour faire vacciner votre enfant est un mensonge. Vos enfants ne représentent aucun danger pour leurs parents ou grands-parents C'est en fait le contraire. L'immunité qu'ils développent naturellement après avoir été infectés par le Covid est essentielle pour sauver votre famille, sinon le monde, de cette maladie…

En résumé, il n'y a aucun avantage pour vos enfants ou votre famille à les "vacciner" contre les faibles risques du virus, compte tenu des risques sanitaires connus du "vaccin" avec lesquels, en tant que parent, vous et vos enfants devrez peut-être vivre pour le reste de leur vie.
L'analyse des risques et des avantages est loin d'être aussi précise.
En tant que parent et grand-parent, je vous recommande de résister et de vous battre pour protéger vos enfants. »

9.

On pouvait faire autrement, en d'autres termes : traiter précocement

Éradiquer l'épidémie par les traitements précoces connus d'emblée aurait évité le drame des injections géniques et de leurs complications multiples présentes et à venir et de l'interminable prolongation du coronacircus.

Non spécifiques au cas de l'enfant, ils permettent de guérir rapidement les malades symptomatiques. Les enfants peu atteints ne nécessitaient pas de médicaments lors de la vague de mars 2020, mais il semble bien que les Covid vaccinaux attrapés par contact avec un injecté excrétant de la protéine spike soient parfois plus intenses et méritent donc de ce fait un traitement de quelques jours.

L'argument le plus fréquemment utilisé pour justifier la politique sanitaire qui, sans nous protéger, nous empêche de vivre libre est : « *Tous les pays pratiquent la même politique d'interdiction des traitements précoces* en *attendant les vaccins.* » Mais cette affirmation est mensongère : près de la moitié des pays du monde (dont l'Inde, les pays d'Afrique tropicale, la Chine, la Malaisie) ont utilisé des traitements précoces permettant des comparaisons avec les pays occidentaux soumis à une dictature sanitaire.

Lors des comparaisons, pour évaluer l'efficacité des politiques anti-Covid, nous utilisons les données officielles publiées par l'OMS et comme étalon la mortalité mondiale cumulée au 11 décembre 2021 qui atteint 660/million.

Globalement, l'analyse des données de l'OMS est porteuse d'espoir, en objectivant l'efficacité des traitements précoces et/ou préventifs des pays qui les utilisent, et la très grande bénignité d'Omicron, le dernier loup-garou du gouvernement qui en fait l'ennemi numéro 1. Il faut finir par se demander pourquoi.

L'Afrique tropicale démontre que les traitements précoces sont efficaces

Certains pays africains par choix et/ou nécessité n'ont pas ou très peu vacciné et ont utilisé des traitements anciens et bon marché (antipaludéens et Ivermectine) ou des plantes locales qu'ils utilisent depuis longtemps pour lutter contre le paludisme (Artemisia) et de nombreuses parasitoses.

En décembre 2021, l'OMS recense en Afrique un peu plus de 8 millions de cas (3 % du total mondial) et 200 000 morts Covid (4 % du total mondial), alors qu'elle regroupe un peu plus de 17 % de la population mondiale.

Cette très faible mortalité africaine est d'autant plus inattendue et surtout plus intéressante que les systèmes hospitaliers sont bien plus délabrés que les nôtres, qu'ils manquent chroniquement de médicaments et de médecins et que très peu d'Africains (moins de 3 %) ont été vaccinés.

D'ailleurs, depuis le début de la crise, les médias avertissent de l'imminence d'une catastrophe Covid dans ce continent et nos gouvernants voudraient leur imposer la thérapie génique expérimentale. (Pourquoi ?)

Certes, la jeunesse des Africains constitue un facteur protecteur important : le pourcentage des plus de 65 ans varie de 2,5 % (Tchad) à 12 % (Maurice) alors qu'il atteint 20 % en Europe et 17 % aux États-Unis. Comme la très grande majorité des victimes du Covid se recrute parmi les plus de 65 ans, la proportion des malades à risque en Afrique est en moyenne quatre fois inférieure à celle de l'Europe et explique une partie de sa sous-mortalité constatée.

Mais après correction de la mortalité par l'âge, les Africains bénéficient encore de 7 fois moins de morts Covid par million d'habitants (en excluant l'Afrique du Sud qui concentre 45 % de la mortalité africaine globale pour les raisons explicitées plus loin).

L'éventuel rôle protecteur du climat tropical sur la mortalité Covid, parfois évoquée, est rendu peu vraisemblable par la carte des mortalités mondiales qui montre que les pays tropicaux d'Amérique du Sud (où le paludisme ne sévit pas et dont les populations ne prennent pas d'antipaludéens) souffrent autant du Covid que ceux d'Amérique du Nord et d'Europe.

La mortalité Covid africaine globale est de 153 par million (80/million en excluant l'Afrique du Sud), **soit 12 à 22 fois plus faible qu'en France** qui en compte près de 1800 par million.

La comparaison des cartes de la mortalité Covid et de l'incidence du paludisme montre que les pays dont la population exposée au paludisme prend des antipaludéens chaque jour, bénéficient d'une mortalité Covid beaucoup plus faible, 10 à 200 fois inférieure à celle de la France (1800/M) comme le Nigéria (13/M), le Mali (26/M), le Congo (10/M), le Tchad (11/M), le Cameroun (58/M), le Niger (8/M), la Côte d'Ivoire (24/M), la Guinée (30/M), le Sénégal (116/M).

Les populations du Maghreb, comme celle de l'Afrique du Sud, ne prenaient pas d'antipaludéens avant l'arrivée du Covid.

En **Algérie**, la population à risque des plus de 60 ans représente 25 %. Dès mars 2020, les autorités sanitaires algériennes ont recommandé le protocole Raoult (essentiellement hydroxychloroquine et azithromycine) largement utilisé. Au 10 octobre 2021, la mortalité cumulée ne dépasse pas 138/M, soit 13 fois moins que la France. Le 31 mai 2021, sur Canal Algérie, un membre du comité scientifique algérien, a employé le terme de « curatif » concernant ce traitement.

Au **Maroc**, le gouvernement, qui avait initialement fortement milité pour la chloroquine, n'a plus conseillé ce traitement après les mises en garde infondées de l'OMS. Au 10 octobre 2021, la mortalité cumulée atteint 392/million.

La **Tunisie** a suivi les recommandations de l'OMS et suspendu l'utilisation de la chloroquine en mai 2020. Cet arrêt a été suivi par la progression de la maladie et l'apparition des premiers décès. Au 10 octobre 2021, la mortalité Covid atteint les chiffres européens : 2117/million.

L'**Afrique du Sud** ne souffre pas de paludisme et n'utilisait pas d'antipaludéens lorsque le Covid est apparu. La stratégie utilisée a été semblable à celle de la France : confinement, refus des traitements précoces, injection génique. Elle a banni la chloroquine et plus récemment l'Ivermectine. Elle constitue actuellement le second pays africain à la plus forte mortalité Covid avec 1495 morts par million d'habitants, supérieure à la mortalité européenne moyenne.

Cet examen rapide de l'évolution du Covid en Afrique montre la parfaite corrélation entre une mortalité faible et la prise quotidienne d'antipaludéens et/ ou d'Ivermectine. Il n'y a pas de miracle africain. Il n'y a que la confirmation que les traitements par antipaludéens et/ou Ivermectine/Artémisine sont efficaces. Le bon sens.

Les îles africaines de l'océan Indien

Dans l'océan Indien, quatre îles se situent dans un cercle de 1000 kilomètres de rayon : Maurice, La Réunion, les Seychelles, Madagascar. Leurs conditions climatiques, leur mode de vie et les caractéristiques de leurs populations sont très proches. Mais les trois premières ont adopté la stratégie de l'OMS tandis que Madagascar adoptait le traitement précoce par l'Artémisine. La comparaison de leurs évolutions est démonstrative.

Madagascar, 29 millions d'habitants dont 2 % de vaccinés

Le gouvernement a fait la promotion de l'utilisation préventive d'un antipaludéen local l'Artemisia, beaucoup consommée.

Au 17 novembre 2021, l'épidémie est maîtrisée depuis début juin 2021 après 44 800 cas et 972 morts, soit une incidence globale de 1659/million de cas et une mortalité globale 36/million, soit 18 fois moins que la moyenne mondiale et 50 fois moins que la France.

Maurice, 70 % d'injectés

En 2021, la population de l'île Maurice compte 1 280 000 personnes. La vaccination a commencé mi-février 2021 et au 17 novembre 2021, plus de 70 % de la population avait reçu au moins une injection.

Depuis la campagne de vaccination, le nombre de morts par a été multiplié par 24 (de 10 à 240). Au 12 décembre 2021, la mortalité cumulée s'élève 200/million, soit 5,5 fois celle de Madagascar.

La Réunion, 905 000 habitants dont 58 % sont injectés

La politique sanitaire suivie est celle de la métropole avec l'interdiction des traitements précoces et un tout « vaccin ».

Au 12 décembre 2021, l'épidémie reste active, le nombre de cas cumulés atteint 63 863 avec 391 morts (mortalité 415/M), soit le triple de la moyenne africaine et 12 fois celle de Madagascar.

La catastrophe vaccinale des Seychelles vaccinées à 89 %

Fin décembre 2020, le pays comptait moins de 500 cas de Covid-19 confirmés et 3 morts. En espérant sauver sa prochaine saison touristique, ou en étant trop « sensible » aux arguments des riches et puissants, le gouvernement a décidé de vacciner massivement la population. Au 12 décembre 2021, la couverture vaccinale dépasse 89 %.

Mais depuis les injections, les Seychelles ont dû faire face à une hausse considérable des cas qui a incité le gouvernement à fermer les écoles, interdire les rassemblements, fermer plus tôt les bars dans la journée, les casinos… tout ça pour ça. On sait bien que c'est inutile sur le plan sanitaire… Pour le reste, réfléchissons.

Au 12 décembre 2021, le pays comptait 23 806 cas confirmés et 122 morts contre 500 cas et 3 morts avant la vaccination. Ainsi, **après 10 mois de vaccination, le nombre de cas a été multiplié par 44, la mortalité par 40**. L'incidence globale de contaminations atteint 238060/million et la mortalité globale attribuée au Covid s'élève à 1220/million, 2 fois plus que la moyenne mondiale, 8 fois plus que la moyenne africaine et 38 fois celle de Madagascar.

Cette analyse des îles africaines de l'océan Indien confirme l'efficacité du traitement par Artémisine et l'inefficacité dangereuse des pseudo-vaccins. Le traitement précoce et/ou préventif par Artémisine a permis à Madagascar de compter 6 à 35 fois moins de morts par million que la stratégie du « « tout vaccin » adoptée dans les autres îles.

L'**Inde**

Très peu vacciné, le pays a utilisé avec succès les traitements précoces et préventifs.

Le système de santé indien est beaucoup moins bien pourvu que celui de la plupart des pays, avec une dépense par habitant de 73 dollars à peine, contre 4 690 dollars en France. Compte tenu de l'état de leurs hôpitaux et de la grande promiscuité de la population qui s'entasse dans les mégalopoles, les experts prédisaient une catastrophe sanitaire majeure qui n'a pas eu lieu.

Le 22 mars 2020, lors de la première vague, l'Indian Covid-19 Task force a refusé de suivre l'avis de l'OMS qui déconseillait HCQ sur la foi de l'étude truquée publiée par le *Lancet* et a, au contraire, recommandé le traitement préventif par l'hydroxychloroquine du personnel soignant, des forces de l'ordre et des foyers, contenant des personnes contaminées par le Covid-19. Ce traitement préventif a contrôlé la première vague en limitant considérablement la diffusion de la maladie avec un pic de nouvelles contaminations quotidiennes qui n'a pas dépassé 75/million, alors qu'en France, il a atteint 1072/M. Au 30 janvier 2021, l'Inde ne comptabilisait que 8275 cas/million d'habitants alors qu'à cette date, la France en recensait 47 715/M (3 114 542), soit 6 fois plus.

Cette forte réduction du risque de contamination lors de la première vague ne peut pas être attribuée à l'âge de la population, car l'infection atteint à peu près également toutes les tranches d'âge, même si son expression et sa gravité en dépendent fortement. Ce traitement préventif ciblé a aussi fortement réduit la mortalité puisqu'au 30 janvier 2021, l'Inde comptait dix fois moins de morts que la France (118 morts/M contre 1156/M).

Le début timide de la vaccination en janvier 2021 a été suivi par un relatif abandon des traitements préventifs et l'explosion du nombre de cas en mars, puis de la mortalité en avril, obligeant le ministère de la Santé indien à actualiser ses recommandations. Le 28 avril 2021, il a ajouté l'Ivermectine à la liste des traitements officiels recommandés. Les contaminations journalières ont très rapidement diminué ainsi que la mortalité. Grâce à l'Ivermectine, l'Inde bénéficie depuis juillet 2021 d'une accalmie qui confine à la guérison et sa mortalité cumulée globale par million d'habitant est six fois plus faible que celle de la France (365 vs 1802).

L'Inde n'est pas le seul pays à avoir utilisé l'Ivermectine avec succès. Au Mexique, l'État du Chiapas et la ville de Mexico ont fait reculer l'épidémie et la mortalité avec l'Ivermectine.

Plus de 20 études randomisées ont démontré avec certitude que l'Ivermectine a une très grande efficacité contre la Covid-19 – en prévention, en traitement précoce et à l'hôpital.[176] En France, le Dr G. Maudrux a publié une synthèse complète[177] de toutes les preuves de l'efficacité de l'Ivermectine.

De très nombreux scientifiques et médecins issus du monde entier militent pour généraliser la prescription d'Ivermectine comme l'Alliance FLCCC aux États-Unis, le groupe BIRD en Grande-Bretagne, le Dr A. Hill, consultant pour l'Organisation mondiale de la Santé. Au Japon, l'Association médicale de Tokyo a recommandé publiquement ce médicament.

Les négationnistes institutionnels : aveugles ou corrompus ?

L'Autorité européenne du médicament (EMA) déconseille ce médicament, prétendant que « *les données disponibles ne soutiennent pas son utilisation pour le Covid-19 en dehors d'essais cliniques* », de même que l'OMS, prétextant que les « *preuves d'efficacité n'étaient pas concluantes* » et l'Agence française du médicament (ANSM) a refusé d'accorder à l'Ivermectine une recommandation temporaire d'utilisation, estimant qu'on ne peut pas « *présumer d'un bénéfice/risque favorable* », alors que certaines de ces mêmes agences ont défendu ou autorisé sans preuves

176. https://blog.gerardmaudrux.lequotidiendumedecin.fr/wp-content/uploads/2021/03/BIRD-Proceedings-02-03-2021-v-1.5.1.pdf.
177. BIRD-Proceedings-02-03-2021-v-1.5.1.pdf.

réelles les pseudo vaccins, le Remdesivir, l'Evusheld (nouvelle association d'anticorps monoclonaux).

C'est d'autant plus ahurissant que le risque de l'Ivermectine est nul : avec trente ans de recul et plusieurs milliards de doses prescrites, même à des enfants et des personnes âgées, aucun risque sérieux n'a été signalé aux doses recommandées.

Ces refus de l'Ivermectine, comme celui de l'hydroxychloroquine ne reflètent que l'avis d'un petit groupe de scientifiques trop liés à l'industrie pharmaceutique et de plus, sous la pression de politiques qui refusent qu'un médicament du domaine public à un prix ridicule puisse concurrencer leurs dernières inventions brevetées et hors de prix.

L'excellente nouvelle de l'arrivée d'Omicron, possible futur « vaccin » naturel idéal

Manifestement, nos dirigeants veulent continuer de gouverner par la peur pour prolonger des mesures contraires aux données de la science, au simple bon sens et aux droits de l'homme pour leurs profits et ceux de Big Pharma et le conditionnement à la soumission des peuples. Mais leur dernier croquemitaine (Omicron) que les médias montent en épingle, risque fort de les décevoir en mettant définitivement fin au coronacircus.

En effet, sa plus grande contagiosité va progressivement le rendre dominant dès l'année prochaine. Or, il est presque totalement bénin et son installation devrait progressivement réduire la mortalité vers zéro, comme tendent à le démontrer l'Afrique du Sud et la Grande Bretagne.

Il pourrait représenter la protection idéale : naturelle, gratuite et efficace pour la vie.

Vive le variant Omicron et n'en ayez pas peur !

Conclusion

Refusons le totalitarisme et protégeons l'avenir de nos enfants

Depuis le début du coronacircus, nous avons subi des mensonges gouvernementaux permanents pour justifier des décisions médicalement illogiques, disproportionnées, brutales et contre productives. Leur caractère tyrannique nous a convaincu qu'il ne s'agissait pas d'une crise médicale, mais bien d'une guerre contre la démocratie utilisant un prétexte sanitaire.

Des mensonges d'État répétés en continu ont hypnotisé la population

Mensonge sur la gravité de l'épidémie qualifiée de « *peste* » alors que sa mortalité réelle est inférieure à 0,5 % et ne touche en moyenne que des personnes dont l'espérance de vie est atteinte et jamais les enfants qu'il convient de protéger de toutes ces mesures coercitives. Mensonge sur les masques « inutiles » devenus obligatoires, sur la saturation hospitalière qui se situait en réalité à 2-5 % pour le covid, sur l'efficacité du confinement qui a en réalité aggravé la mortalité et les graves conséquences collatérales à moyen et long terme. Mensonge sur l'absence de traitements précoces efficaces en inventant la toxicité de la chloroquine et du protocole Raoult pourtant performant. Idem pour l'Ivermectine. Mensonges sur le rôle des enfants dans la transmission, pourtant innocents du Covid.

Le narratif a été adapté au fil des mois devant la disparition des vrais malades. Les autorités ont comptabilisé des « cas » et non plus des malades ou des morts, nombre de cas, manipulable à loisir selon le nombre de cycles d'amplification du test PCR et de résidus viraux non spécifiques, pour créer, puis maintenir la panique. La FDA reconnait le caractère fallacieux du test PCR mis au point pour le covid sur des résidus de virus grippaux[178].

Le récit officiel décrit les porteurs sains comme des malades, s'inspirant du Dr Knock. Un bien portant est un malade qui s'ignore.

La tromperie majeure actuelle porte sur les injections géniques qualifiées de « vaccin »[179] que les Occidentaux voudraient imposer aux enfants malgré l'absence de risque de la maladie covid en dessous de 50 ans environ

178. FDA Announces That CDs PCR Test FAILED Review, Will Have Emergency Use Authorization REVOKED – NewsWars.

179. Un « vaccin » au sens pastorien contient un antigène.

et ses multiples drames déjà repérés. Ces injections sont en essai contrairement aux affirmations du ministre devant l'assemblée.[180]

Quant aux mensonges sur l'efficacité des injections, ils apparaissent au grand jour devant la répétition imposée des doses de « vaccins », de même que leur insécurité devant les rapports des agences internationales. Les drames chez les enfants injectés et les atteintes cardiaques accumulées qui mettent les carrières sportives en arrêt commencent à être connus. Quant aux libertés « retrouvées », les citoyens sont de moins en moins dupes.

Le Conseil de l'Ordre, renouant avec ses agissements du temps de l'Occupation, poursuit et condamne les médecins qui traitent et guérissent leurs malades.

Après avoir interdit les traitements précoces, les autorités ont ensuite rédigé l'ordonnance universelle, le Doliprane qui favorise l'inflammation, aggrave l'infection. Incompétence ou machiavélisme ?

Ils ont interdit de soins hospitaliers les pensionnaires infectés des EHPAD, encouragé l'euthanasie active par Rivotril de nos aînés malades, sans leur accord, ni celui des familles, en toute illégalité.

Ils ont instauré une censure féroce des médecins.

Cette **censure** quasi complète dans les médias, mais aussi sur les réseaux sociaux, a empêché tout débat démocratique sur la stratégie médicale anti-Covid.

---

180. Fin en 2023 voir sur clinicaltrials.gov

Il s'agit d'une attaque sans précédent récent de l'État de droit par les violations graves et répétées de l'éthique, des lois et des conventions internationales, bases des sociétés démocratiques.

La rupture du principe d'égalité : toute discrimination au sens du Code pénal (article 225-1) est passible de peines correctionnelles, notamment lorsqu'elle porte sur l'état de santé d'un citoyen. Les plaintes pour discrimination s'accumulent, depuis l'interdiction de travail et rémunération de soignants et pompiers opposés à recevoir l'injection génique en expérimentation.

Le droit international érige un principe de non-discrimination. Le pass s'oppose à ce droit reconnu par la France. Le protocole n° 12 de la Convention européenne des droits de l'homme, interdit tout acte de discrimination : « *Nul ne peut faire l'objet d'une discrimination de la part d'une autorité publique, quelle qu'elle soit* » (article 1).

La Défenseure des droits est très critique, dans son avis rendu en urgence « Extension du pass sanitaire : les 10 points d'alerte de la Défenseure des droits » du 20 juillet 2021 ainsi qu'en octobre 2021.

Le 22 octobre 2021, **des députés du Parlement Européen** ont tenu une conférence de presse sur les abus de l'usage du Green Pass qui explicite une nouvelle fois les violations des droits de l'homme, les fondements démocratiques de l'Europe et des engagements du Parlement européen.

L'obligation extorquée de fait de prétendus « vaccins » expérimentaux bafoue, entre autres :

- **le Code de déontologie médicale** [181] : « *Le consentement de la personne examinée ou soignée doit être recherché dans tous les cas. Lorsque le malade, en état d'exprimer sa volonté, refuse les investigations ou le traitement proposé, le médecin doit respecter ce refus après avoir informé le malade de ses conséquences.* »

- **la Déclaration de Genève**, guide éthique pour les médecins (1948) : « *Je respecterai l'autonomie et la dignité de mon patient. Je n'utiliserai pas mes connaissances médicales pour enfreindre les droits humains et les libertés civiques, même sous la contrainte… Je considérerai la santé de mon patient comme mon premier souci.* »

- **la Convention d'Oviedo** (1997) signée par 29 pays dont la France, article 5 : « *Une intervention dans le domaine de la santé ne peut être effectuée qu'après que la personne concernée y a donné son consentement libre et éclairé. Cette personne reçoit préalablement une information adéquate quant au but et à la nature de l'intervention ainsi qu'à ses conséquences et ses risques.* »

Cette convention d'Oviedo ne fait que transcrire dans la loi internationale, la déclaration d'Helsinki[182] [183]élabo-

181. Article 36 (article R4127-36 du Code de santé publique).
182. La déclaration d'Helsinki reprend le Code de Nuremberg (1947) : « La vaccination obligatoire, qui revient à une expérimentation humaine sans consentement, est contraire au Code de Nuremberg », Mary Holland, docteur en droit universitaire à la tribune des Nations Unies, le 4 mai 2016.
183. La Déclaration d'Helsinki (1996), signée par 45 pays dont la France (article 25).

rée par l'Association Médicale Mondiale après le procès des médecins de Nuremberg condamnant certains d'entre eux à la pendaison pour avoir administré des traitements expérimentaux (pour la moitié, des candidats vaccins), sans le consentement libre et éclairé des intéressés. Elle est opposable à la France sur le plan juridique.

- **la loi Kouchner** (4 mars 2002), article 111-4: « *Toute personne prend avec le professionnel de santé et compte tenu des informations qu'il lui fournit, les décisions concernant sa santé. Le médecin doit respecter la volonté de la personne après l'avoir informée des conséquences de ses choix. Si la volonté de la personne de refuser ou d'interrompre un traitement met sa vie en danger, le médecin doit tout mettre en œuvre pour la convaincre d'accepter les soins indispensables. Aucun acte médical, ni aucun traitement ne peut être pratiqué sans le consentement libre et éclairé de la personne et ce consentement peut être retiré à tout moment.* »

- **le Code civil français**, article 16-1 : « *Chacun a le droit au respect de son corps. Le corps est "inviolable".* »

- **l'arrêt Salvetti** (2002)[184], qui stipule qu'aucun traitement médical n'est obligatoire au sein de l'Union européenne : « *En tant que traitement médical non volontaire, la vaccination obligatoire constitue une ingérence dans le droit au respect de la vie privée, garanti par l'article 8 de la Convention européenne des droits de l'homme et des libertés fondamentales* »

184. Arrêt Salvetti c/Italie-CEDH décision du 9 juillet 2002 ; n°42197/98.

- **la résolution 2361 du Conseil de l'Europe** (28 janvier 2021), avis consultatif: l'Assemblée demande instamment aux États membres et à l'Union européenne, article 731, « *de s'assurer que les citoyennes et les citoyens sont informés que la vaccination n'est pas obligatoire et que personne ne subit de pressions politiques, sociales ou autres pour se faire vacciner, s'il ou elle ne souhaite pas le faire personnellement* ».

La justice sera-t-elle enfin rendue ? Opposer le Code de Nuremberg et le pacte des droits civils et politiques à la vaccination forcée est parfaitement approprié, d'autant qu'associé au harcèlement répétitif via les médias et leurs capos, parfois des responsables administratifs, voire des enseignants. Au-delà de l'extorsion de consentement et donc de son absence, qui constitue déjà un fait délictueux, le harcèlement y compris en bande organisé est un délit.

Les avocats sont au travail, tel Reiner Fuellmich et Viviane Fischer qui construisent les bases d'une sorte de procès de Nuremberg 2 depuis juillet 2020. Ils sont entourés et accompagnés de milliers d'avocats, juristes, scientifiques indépendants, de nombreuses nations. Le dossier avance, même si cette attente parait très longue aux peuples maltraités.

Il faudra étudier le comportement manipulateur et destructeur des mondialistes, pour mieux comprendre ce qui nous est arrivé. Mais c'est un autre sujet, scénario de manipulation destructrice appliqué à la société[185].

---

185. Dr Pagnard, psychiatre « Quand le conte de fées se transforme en cauchemar » (https://nouveau-monde.ca/quand-le-conte-de-fees-se-transforme-encauchemar/), et son livre Crimes impunis ou Néonta : histoire d'un amour manipulé, Prime Fluo Editions, 2004.

L'OMS a transformé une épidémie de grippe sévère en une pandémie virale, par un simple changement de définition orchestrée depuis de nombreuses années après une tentative ratée en 2009 avec le H1N1. Puis inventé le traitement fou du confinement déclaré « LA » solution sur la simple prédiction catastrophe d'un mathématicien qui s'est toujours trompé dans ses prévisions issues d'hypothèse erronées. Confinement, puis pour avoir l'air de vous en libérer parce qu'on est sympa, gestes barrières, masques, et le graal, le vaccin et finalement, un pass vaccinal pour opposer les vax aux non-vax dont la définition évolue constamment. Un triple vax pouvant être considéré comme non-vax si la dernière injection est trop ancienne (six mois un jour, quatre mois ? trois mois bientôt ?). Et on voit avec horreur qu'ils vont tenter d'injecter nos petits avec trois injections rapprochées.

Mais ce qui a fait le plus retourner Hippocrate dans sa tombe est l'interdiction de visites aux personnes hospitalisées faute de pass et, pire encore, le refus de soins et d'entrée dans les services quitte à appeler la BAC si le patient est récalcitrant. L'institut Curie s'est brillamment illustré dans ce refus de soins et ne compte plus les lettres qu'il reçoit de citoyens indignés et enfin réveillés. En France, un radiologue a déclaré qu'il « *faut affamer les non vaccinés* ». D'autres suggèrent qu'il faut leur interdire les réanimations s'ils ne payent pas par avance leurs soins, voire les enfermer…, quand on n'hésite pas à les laisser de côté car non vacciné et que cinquante autres patients passeront avant vous. Ici déjà certains malades sont vaccinés de force à l'arrivée à l'hôpital pour avoir le droit d'être soigné.

Et en Australie, par exemple, il est question de vacciner de force à domicile, voire de poursuivre le récalcitrant jusque dans les bois voire de tirer... et de le tuer pour son bien probablement comme le faisaient les inquisiteurs du Moyen Age.

Rappelons à chaque instant les faits : ce virus ne tue que très peu et avant tout les personnes très âgées à risque, non traitées par les médicaments inoffensifs qui ont fait leurs preuves d'efficacité en Afrique et en Inde. Répétons-le.

On arrive ainsi à stresser et à sidérer la population la rendant incapable de raison, jusqu'à son réveil, à l'occasion d'un choc. En attendant, en France comme à l'étranger, les manifestations se multiplient et sont doublées de toutes sortes d'autres moyens d'expression (pétitions, expression locale devant une mairie, blocage de péages, de cités commerciales...).

Les résistants représentent l'opposé du totalitarisme au sein duquel l'individu n'est rien, mais la société est tout. Le ministre ose bien dire qu'il faut injecter les enfants pour les protéger (ce qui est faux) en reconnaissant qu'il n'existe aucun risque sérieux du Covid pour l'enfant : on est dans le monde du mensonge, de l'arbitraire et de l'injustice On y traumatise les individus sous le prétexte de leur bien. Le délire prend la place du réel et de la logique.

C'est bien une guerre contre les peuples qui se déroule sous nos yeux ébahis, incrédules un certain temps, vu l'énormité de ce qui se passe ! Se référant souvent à

Hannah Arendt[186], Ariane Bilheran[187] ose également la comparaison avec le nazisme et souligne qu'il ne faut pas confondre « dictature » ou « tyrannie » avec « système politique totalitaire ». Les deux premières sont généralement éphémères tandis que le totalitarisme transhumaniste pourrait s'installer sournoisement dans la durée en supprimant progressivement les libertés et en faisant croire aux gens que c'est pour leur bien.

« *Il n'est pas indispensable de comprendre pour combattre et il y a beaucoup d'individus qui ont le courage d'entrer en résistance par instinct du bien et simple bon sens terrien.* »

Alors oui, unissons le bon sens terrien aux réflexes de bon sens et à l'instinct maternel des mamans louves qui n'acceptent pas de livrer leurs enfants en pâture à Big Pharma et à ses affidés.

Elles savent que ces injections géniques ne serviront à rien ni aux petits, ni aux adultes, mais seulement au conditionnement de la population à la vie à la chinoise. Nous la refusons et des millions de gens par le monde tentent de le faire entendre et de plus en plus fort aux oligarques.

Refusons TOUTES les mesures liberticides, du masque à l'injection dangereuse et au pass vaccinal et retrouvons une vie normale oubliant le virus SARS-CoV-2 comme en Floride, en Afrique, en Inde ou en Suède en Grande -Bretagne et au Danemark par exemple. Oui, c'est possible, cela dépend de notre détermination à sauver l'avenir de nos enfants.

---

186. Lire *Psychopathologie de la paranoïa*, Armand Colin, 2016.

187. Ici déjà, certains malades sont vaccinés de force à l'arrivée à l'hôpital pour avoir le droit d'être soigné.

Table des matières

www.ingramcontent.com/pod-product-compliance
Lightning Source LLC
LaVergne TN
LVHW010948051026
849532LV00003B/1176